TRAITÉ

DES MALADIES DES YEUX.

TOME DEUXIÈME.

DE L'IMPRIMERIE DE FIRMIN DIDOT,
IMPRIMEUR DU ROI ET DE L'INSTITUT, RUE JACOB, N° 24.

TRAITÉ

DES MALADIES DES YEUX;

Par Antoine SCARPA,

PROFESSEUR ÉMÉRITE ET DIRECTEUR DE LA FACULTÉ DE MÉDECINE DE PAVIE, CHEVALIER DE L'ORDRE ROYAL DE LA COURONNE DE FER;

Traduit de l'italien sur la cinquième et dernière édition, et augmenté de notes;

Par J.-B. BOUSQUET et N. BELLANGER.

TOME DEUXIÈME.

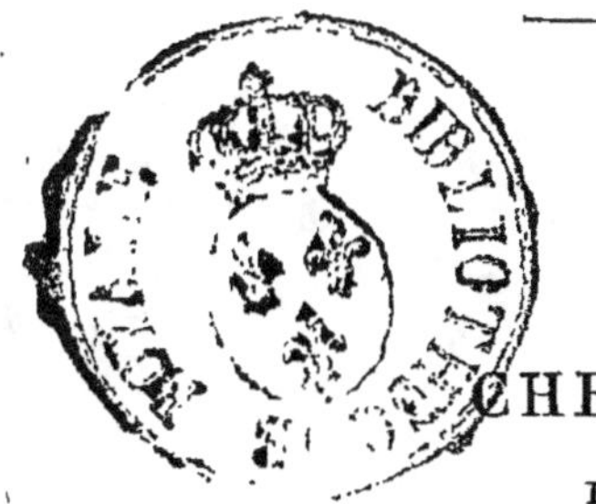

A PARIS,

CHEZ GABON, LIBRAIRE,

RUE DE L'ÉCOLE DE MÉDECINE.

A MONTPELLIER,

CHEZ GABON ET COMPAGNIE.

1821.

TRAITÉ

DES MALADIES DES YEUX.

CHAPITRE PREMIER.

De la Procidence de l'Iris.

L'iris conserve sa situation naturelle et se tient à une distance convenable de la cornée, tant qu'il existe un équilibre parfait entre les humeurs de l'œil. Soumise, dans tous les sens, à des pressions égales, cette membrane, quelle que soit sa délicatesse et son extensibilité, se contracte ou se relâche sans jamais former aucune ride, aucun pli difforme.

Mais qu'un ulcère de la cornée, qu'une ouverture artificielle de cette membrane permettent à l'humeur aqueuse de s'écouler au dehors, alors, la pression toujours exercée sur l'*iris* par les humeurs situées derrière elle n'étant plus balancée par la résistance du liquide que contenait la chambre antérieure, on voit cette membrane se porter en avant et finir par s'engager dans l'ouverture de la cornée.

Bientôt paraît sur cette dernière membrane une petite tumeur de la couleur propre de l'*iris*, que le plus grand nombre des chirurgiens appellent *staphylôme*, et que j'aime mieux nommer avec *Galien* (1) *procidence de l'iris*, pour distinguer cette maladie d'une autre à laquelle le nom de *staphylôme* est plus particulièrement applicable.

Les causes de la *procidence de l'iris* sont les ulcères, les plaies pénétrantes de la cornée, et les ruptures de cette membrane produites par de violentes contusions du globe de l'œil.

La cornée peut être ouverte accidentellement; on l'incise toujours dans l'opération de la cataracte par extraction ; quelques chirurgiens la divisent encore pour permettre à la matière d'un

---

(1) *De differentiis morborum*, class. III, cap. 13. *Contingit verè non nunquam ut tunica* cornea *appellata profundum habeat ulcus*, *qua deinceps exesa tota, aliquid ex ea tunica* procidat, *quæ secunda post corneam ordine sita est*, uvea *appellata, et ipsa pupilla una divulsionem patiatur. Atque ex his tribus omnibus quælibet passio oculi existimatur; quodvis ulcus et erosio ad solam corneam pertinet, procidentia ad uveam*, *et divulsio ad pupillam.*

Et tunica uvea, ut plurimum, relaxatur, cum corneanimium erodi contigerit. De causis morborum, class. III, cap. 10.

hypopion de s'écouler au dehors : si, dans tous ces cas, les plaies dont elle est le siége ne se réunissent pas immédiatement, si leurs lèvres, ne s'agglutinent pas avec assez de force pour s'opposer à l'issue de l'humeur aqueuse, l'iris, entraînée par le courant de cette humeur qui se dirige continuellement vers la plaie, s'engage entre les bords de cette dernière, s'allonge et finit par se montrer à l'extérieur sous la forme d'une petite tumeur. La même chose arrive encore si, lorsqu'il existe une plaie de la cornée, le globe de l'œil se trouve fortement contus ou comprimé par un bandage; ou bien si le malade est pris d'un spasme des muscles de cet organe, de vomissements violents et répétés, de fortes quintes de toux. Les ulcères de la cornée qui pénètrent dans la chambre antérieure donnent lieu, plus souvent encore que les plaies de cette membrane, à la *procidence de l'iris*, parce qu'il existe une véritable perte de substance et qu'il est impossible de fermer, par le rapprochement de ses bords, la solution de continuité d'une membrane aussi dense et aussi tendue que la cornée. Du reste, la petite tumeur a nécessairement la couleur brune ou grisâtre de l'*iris*; sa base est entourée d'un cercle opaque (1) qui correspond à la circonférence de l'ulcère ou de la plaie de la cornée.

---

(1) Planche II, figure 6.

La *procidence de l'iris* est rarement multiple : il est rare en effet que la cornée soit ouverte en plusieurs endroits à la fois ; mais, si le cas arrive, on voit paraître sur l'œil un nombre de petites tumeurs égal à celui des ouvertures de cette membrane. J'ai vu un malade atteint d'une triple *procidence de l'iris* occasionée par trois ulcères de la cornée qui pénétraient dans la chambre antérieure, l'un d'eux vers sa partie la plus élevée, les deux autres en bas.

Si l'on considère la structure délicate de l'iris, le nombre immense de vaisseaux sanguins et de filets nerveux qui s'y rendent, comme vers un centre commun, on se fera facilement une idée de la violence des symptômes qui accompagnent ordinairement la *procidence* de cette membrane. Quelque petite que soit la tumeur, ne fût-elle pas plus grosse que la tête d'une mouche, exposée sans cesse au contact de l'air, des larmes et de la chassie, soumise à un frottement continuel par le mouvement des paupières, elle s'engorge, se tuméfie, et ne tarde pas à éprouver un véritable étranglement qui ne peut qu'ajouter encore aux effets de l'irritation. Dans le principe, le malade compare la douleur qu'il éprouve à celle que produirait une épine enfoncée dans l'œil ; il accuse en même temps un sentiment incommode de ligature ou d'étranglement de tout le globe oculaire ; bientôt il est atteint d'une ophthalmie violente, et la lumière lui devient insupportable; la portion échappée de l'*iris* exerce sur le reste de cette membrane une traction continuelle, et déforme nécessairement la pupille qui prend une figure (1) ovale et s'avance vers la tumeur. Mais l'inflammation, la douleur et les autres symptômes qui accompagnent la *procidence de l'iris* ne vont pas toujours en augmentant; l'expérience a prouvé que cette maladie abandonnée à elle-même perd assez souvent son caractère inflammatoire et devient presque entièrement indolente. J'ai vu dernièrement un homme de cinquante ans qui, depuis deux mois et demi, portait sur l'œil droit une *procidence de l'iris* : le volume de la tumeur égalait celui de deux grains de millet réunis; le malade s'en occupait à peine et n'éprouvait d'autre incommodité qu'un léger embarras dans les mouvements de l'œil, produit par le frottement qu'éprouvait la paupière inférieure; il y avait de plus une légère rougeur habituelle de la conjonctive; je vis, en portant l'extrémité du doigt sur la petite tumeur, qu'elle était dure et comme calleuse; j'attribuai son indolence et sa dureté, d'une part, à l'étranglement exercé sur sa base par les bords de la plaie de la cornée,

---

(1) Planche II, figure 6.

de l'autre, à l'action continuelle de l'air et des larmes.

Pour guérir cette maladie dans son principe, les uns conseillent de repousser l'iris dans la chambre antérieure de l'œil, à l'aide d'une sonde d'os de baleine, et veulent, en cas d'obstacle, que l'on agrandisse l'ulcère ou la plaie de la cornée, de même qu'on agrandit l'ouverture qui étrangle une hernie; d'autres se contentent d'irriter la portion déplacée de l'iris, pour provoquer sa rétraction, ou d'exposer tout-à-coup l'œil malade au contact d'une vive lumière, dans l'espérance que la pupille se contractant avec énergie pourra ramener l'iris à sa situation naturelle. Mais l'expérience démontre l'insuffisance et le danger de tous ces moyens; car, en supposant qu'on parvienne à réduire l'*iris* sans la déchirer, comment empêcher la plaie de la cornée de donner issue à l'humeur aqueuse, et par conséquent l'*iris* de se déplacer de nouveau?

On ne peut se dissimuler que la *procidence de l'iris* ne soit un accident fort grave. Mais si l'on réfléchit qu'il est impossible, je ne dis pas d'arrêter, mais de ralentir l'écoulement de l'humeur aqueuse lorsque l'étendue de l'ulcère ou de la plaie de la cornée dépasse certaines limites, on verra que, dans des circonstances aussi défavorables, la *procidence*, loin d'être un mal, est peut-être au contraire l'unique moyen qui puisse prévenir la perte complète de l'œil ; car la tumeur placée comme une sorte de bouchon dans l'ouverture de la cornée, arrête la sortie de l'humeur aqueuse dont la présence, indispensable au rétablissement de l'équilibre, prévient les progrès ultérieurs de la *procidence* et l'évacuation complète de l'organe de la vue. L'évidence de ce résultat prouve clairement ce que j'ai dit plus haut de l'inutilité et du danger de tous les moyens qui consistent à réduire l'*iris.*

Conformément à ces principes, il est deux indications principales à remplir dans le traitement de la *procidence* récente de l'*iris*. La première est d'émousser, le plus promptement possible, l'extrême sensibilité de la portion déplacée de cette membrane ; la deuxième consiste à détruire graduellement la tumeur, sans rompre néanmoins ses adhérences avec la partie interne des bords de l'ouverture qu'elle traverse : il faut se borner à détruire tout ce qui proémine sur la cornée, pour permettre aux lèvres externes de la plaie de se rapprocher et de se réunir.

Pour remplir ces deux indications, je ne connais pas de moyen plus prompt, ni plus commode que celui qui consiste à cautériser la tumeur avec le nitrate d'argent, ou le beurre d'antimoine. Cette petite opération est aussi simple que prompte : on place derrière le malade un aide exercé qui suspend la paupière supé-

rieure en se servant de l'élévatoire de Pellier ;
on recommande au premier, lorsque son âge lui
permet la raison et la fermeté nécessaires, de tenir son œil immobile et fixé sur un même objet ;
en même temps que l'aide soulève la paupière
supérieure, l'opérateur abaisse l'autre avec les
doigts indicateur et medius de la main gauche,
et prend avec la droite un morceau de pierre
infernale taillé en crayon, qu'il applique sur le
centre de la petite tumeur avec assez de force pour
produire une escarre d'une certaine profondeur.

Le malade éprouve, au moment de l'application du caustique, une douleur très-aiguë, mais
qui cesse de suite si l'on a la précaution de laver
l'œil avec du lait tiède. L'action du nitrate d'argent désorganise la tumeur et la transforme en
une escarre qui garantit les parties sensibles du
frottement des paupières, du contact de l'air et
des larmes ; aussi ne tarde-t-on pas à voir se calmer le sentiment incommode de piqûre et de
constriction qu'éprouvait le malade ; en même
temps l'inflammation de la conjonctive et le larmoiement diminuent d'une manière sensible.

Ce calme dure tant que la portion mor-
tifiée reste adhérente au reste de l'iris ; c'est
exactement ce qui arrive dans les cas d'ulcère de la cornée ; mais à la chute de l'escarre,
qui a lieu deux ou trois jours après l'opération, on voit se réveiller les douleurs, avec

cette différence qu'elles sont moins aiguës qu'auparavant ; en outre, la tumeur s'élève moins sur la cornée. A la réapparition de ces symptômes, le chirurgien aura de nouveau recours au nitrate d'argent, qu'il appliquera selon les règles prescrites ; il répétera cette opération une troisième, une quatrième fois, enfin jusqu'à ce que la tumeur abaissée au-dessous des lèvres extérieures de la plaie ne puisse plus s'opposer à la formation de la cicatrice.

Je répéterai ici ce que j'ai dit précédemment à l'occasion des ulcères profonds de la cornée : il est un point au-delà duquel la cautérisation, plus nuisible qu'utile, ranime les douleurs qu'elle calmait auparavant et rappelle l'inflammation première : cet accident arrive toutes les fois qu'on continue de cautériser la tumeur, lorsqu'elle s'est affaissée au-dessous des lèvres extérieures de la plaie ; alors cette opération a le double inconvénient d'exaspérer le mal et de détruire la cicatrice naissante. Il importe donc de cesser entièrement l'usage du caustique, lorsqu'il cause de vives douleurs, et de se contenter de laver l'œil, toutes les deux heures, avec le collyre vitriolique mêlé de mucilage de semences de coing, ou bien avec celui qui se compose avec le sulfate de zinc et le blanc d'œuf ; de plus il faut, matin et soir, recourir à l'usage de l'onguent ophthalmique de Janin, préparé avec une double ou une triple dose d'axonge. On voit constamment, sous l'influence de ces applications locales que je suppose assez peu actives pour ne pas troubler l'œuvre de la nature, on voit, dis-je, l'ulcère se resserrer de jour en jour et se fermer entièrement dans l'espace de deux semaines. Sans doute il est des cas dans lesquels l'étendue de l'ouverture de la cornée et le volume de la procidence sont tels, que toute application de caustique ne pourrait que causer au malade une douleur inutile, et déterminer une forte irritation de l'œil, sans amener aucune diminution notable de la tumeur. Dans un tel état de choses, il faut absolument renoncer à l'usage de la pierre infernale, et n'employer pour topique que l'onguent de Janin, dont l'usage, répété matin et soir, produit une guérison moins prompte, il est vrai, mais aussi complète que possible. L'adhérence qui s'établit entre l'iris et les lèvres internes de la cornée persiste après la cicatrisation et conséquemment pendant le reste de la vie du malade. Telle est la raison pour laquelle la pupille, même après la cure la plus heureuse, s'incline vers la cicatrice et affecte une forme ovalaire; mais ce changement dans l'état et le siége de la pupille n'empêche pas le malade de distinguer jusqu'aux plus petits objets. Le peu de trouble qu'une telle conformation apporte à la vision, a droit de surprendre les personnes qui n'ont pas encore eu l'expérience de ce fait. Je suppose, au reste, que la cicatrice de la cornée ne soit pas trop grande, et n'occupe pas le centre de cette membrane : la vision est alors d'autant moins altérée que la pupille, extrêmement rétrécie et comme attirée vers la cicatrice dans le principe de la maladie, s'élargit avec le temps, forme un ovale moins comprimé (1), et tend en quelque sorte à reprendre sa situation centrale. Ce fait a été remarqué par Richter (2).

L'expérience m'a convaincu que la méthode dont on vient de lire la description, l'emporte infiniment sur toutes celles qu'on a proposées jusqu'à ce jour; elle est sur-tout beaucoup plus sûre dans ses résultats, que la simple excision de la tumeur.

S'il fallait en croire certaines personnes, cette

----

(1) Planche II, figure 7.

(2) *Observ. chirurg. fascicul. I, pag.* 80. *Omni tamen plerumque hoc vitium periculo, vel damno caret, partim cum raro visui obsit, partim quia sponte plerumque pristinam suam figuram pupilla induit, citius quidem aliquando, interdum vero tardius : minor pupilla sensim latior fit, oblunga fit rotunda, deorsum tracta sensim ad pristinum locum ascendit; atque hæc omnia sponte plerumque fiunt.*

dernière opération mériterait une préférence exclusive; mais l'expérience m'a mis à portée d'apprécier cette opinion exagérée. La résection de l'iris ne peut être pratiquée avec succès que lorsque cette membrane a contracté des adhérences avec les lèvres internes de la plaie ou de l'ulcère de la cornée ; c'est ordinairement le cas des *procidences* anciennes qui se sont transformées, avec le temps, en un tubercule calleux et insensible dont la base étranglée a pris la forme d'un pédicule étroit, adhérent de toutes parts à la cornée (1). La résection de la tumeur n'a pas alors le moindre inconvénient; car il est impossible que l'humeur aqueuse s'écoule, ou qu'une nouvelle portion de l'iris se déplace, puisque cette membrane a contracté des adhérences avec les bords de la plaie de la cornée. L'opération peut s'exécuter avec des ciseaux courbes; et la plaie, touchée une ou deux fois avec la pierre infernale, se cicatrise en peu de jours ; mais il n'en est pas ainsi d'une *procidence de l'iris*, récente et libre.

Il m'est arrivé tout récemment d'exciser, chez quatre malades, une petite tumeur, du volume d'une tête de mouche, qui n'était autre chose

____

(1) J'ai vu tomber d'elle-même une procidence de l'iris, étranglée depuis long-temps entre les bords d'un ulcère de la cornée.

qu'une *procidence récente de l'iris* à travers la cornée : bien que j'eusse eu la précaution de cautériser la plaie avec le nitrate d'argent immédiatement après chaque opération, j'eus néanmoins le désagrément de trouver le lendemain, chez mes quatre malades, une nouvelle procidence aussi marquée que la première. Je craignis qu'en m'obstinant à réséquer cette seconde tumeur, il ne s'en formât une troisième ; je me contentai de la première tentative, et j'appliquai le caustique, suivant la méthode précédemment indiquée. Ce dernier traitement eut tout le succès possible ; seulement la pupille, trop rapprochée de la cornée, demeura un peu plus couverte par la cicatrice qu'elle n'aurait dû l'être.

Avant de terminer ce chapitre, je saisirai l'occasion d'appeler l'attention des chirurgiens sur une espèce particulière de *procidence* moins fréquente, il est vrai, que celle de l'iris, mais qui cependant se rencontre quelquefois dans la pratique. C'est, si je ne me trompe, fort mal-à-propos que les oculistes modernes l'appellent *procidence* de la membrane de l'humeur aqueuse (1). Cette maladie consiste en une petite vésicule aqueuse, à parois extrêmement fines et trans-

---

(1) Chute de la tunique de l'humeur aqueuse. *Voyez* Janin, Pellier, Guérin, Gleize, etc.

parentes, qui s'engage dans une ouverture de la cornée ; j'ai vu plusieurs fois cette vésicule paraître à la suite de l'opération de la cataracte par extraction, et sur-tout après la résection d'une *procidence de l'iris.*

La plupart des oculistes pensent que cette tumeur est formée par la membrane délicate et transparente qui tapisse la face postérieure de la cornée, et dont *Descemet* et *Demours* ont donné la description : « Toutes les fois, disent-ils, que la cornée éprouve une solution de continuité, la membrane de l'humeur aqueuse, trop faible pour résister à la pression des liquides placés derrière elle, s'allonge insensiblement, s'engage dans l'ouverture de la cornée et paraît au dehors sous la forme d'une vésicule transparente. » Mais les réflexions suivantes démontrent l'inconséquence de cette théorie : 1° La membrane décrite par *Descemet* et *Demours* ne peut être isolée, par aucun moyen connu, que vers la grande circonférence de la cornée ; par-tout ailleurs ces deux membranes sont intimement confondues. Or, on rencontre des tumeurs *vésiculaires* sur tous les points de la cornée, même sur sa partie centrale : il est donc certain qu'elles ne sont pas toutes formées par la membrane de l'humeur aqueuse. 2° On sait que la *procidence vésiculaire* arrive plus fréquemment après l'extraction de la cataracte

que dans toute autre circonstance; personne
assurément ne pourra dire qu'elle est formée,
dans ce cas, par la membrane de l'humeur
aqueuse, qui a été divisée en même temps
que la cornée. 3° *La procidence vésiculaire* paraît encore quelquefois après la résection de la
procidence de l'iris; mais il est clair qu'elle devrait précéder cette dernière si elle était formée
par la tunique de l'humeur aqueuse. 4° Si l'on
excise une tumeur *vésiculaire*, on ne voit couler que quelques gouttes de liquide : l'humeur
aqueuse ne sort pas de la chambre antérieure
de l'œil; or, cet accident serait inévitable si la
tumeur était formée par la membrane qui tapisse cette chambre. En outre, on voit souvent
une nouvelle vésicule reparaître le lendemain,
précisément dans le point qu'occupait celle que
l'on a extirpée la veille, ce qui n'aurait certainement pas lieu si elles étaient formées aux
dépens de la tunique de l'humeur aqueuse. Il
me paraît résulter de toutes ces considérations,
que la maladie que l'on regarde généralement
comme une *procidence* de la tunique de l'humeur aqueuse, n'est autre chose qu'une véritable *procidence* du corps vitré dont une portion s'engage entre les lèvres d'une plaie de
la cornée, et se montre sous la forme d'une
vésicule transparente. La contraction des muscles de l'œil et toute autre cause de compres-

sion du globe oculaire peuvent, sans doute, contribuer au développement de cette affection (1). Une portion du corps vitré s'échappe de même à travers un ulcère pénétrant de la cornée, toutes les fois que l'œil éprouve une forte compression; le même phénomène s'observe encore quelquefois après la rescision d'une *procidence de l'iris*. Dans ce dernier cas, le corps vitré suit, en se déplaçant, une voie moins allongée que celle de la pupille. Il est également facile de concevoir dans les deux cas la formation de ces vésicules transparentes; on ne doit plus être surpris de les voir paraître, lorsque la tunique de l'humeur aqueuse est ouverte, ni de les voir repulluler lorsqu'on les excise; rien ne s'oppose en effet, dans ce dernier cas, au déplacement successif des cellules du corps vitré, qui constituent ces tumeurs vésiculaires.

Le traitement de cette espèce de *procidence* consiste à exciser la vésicule qui proémine sur la cornée. Si l'ouverture qui lui donnait issue est une plaie récente, il faut en rapprocher les

---

(1) Ware pense que ces vésicules sont formées par la mucosité qui suinte des bords de la plaie de la cornée. Il dit ailleurs qu'elles dépendent de la réunion des lèvres internes de cette plaie, qui reste béante à l'extérieur. *Voyez* les notes qu'il a ajoutées au traité de Wenzel sur la cataracte.

bords le plus exactement possible; si c'est un ulcère, il faut le toucher avec la pierre infernale, pour produire une escarre qui a le double avantage de favoriser la formation de la cicatrice, et de s'opposer à un nouveau déplacement du corps vitré.

L'excision de ces tumeurs diaphanes et complètement insensibles est une opération des plus légères, dont la pratique démontre chaque jour le succès; elle est d'autant mieux indiquée que la *procidence* du corps vitré a tous les inconvénients d'un corps étranger quelconque qui s'opposerait à la réunion des lèvres d'une plaie de la cornée. Il est presque toujours facile d'exciser la petite tumeur avec des ciseaux courbes sur le plat; mais quelquefois elle proémine si peu, qu'il est impossible de l'embrasser entre les lames de cet instrument; il suffit alors d'en faire la ponction avec une lancette, ou bien avec une aiguille à cataracte; après l'évacuation du liquide qu'elle contenait, elle se retire au-delà des bords de l'ouverture de la cornée, et ne s'oppose plus à leur rapprochement.

Si la tumeur reparaît le lendemain sur le même point, il faut répéter l'opération que je viens de décrire, et tâcher de fermer plus exactement l'ouverture de la cornée; si c'est un ulcère, on applique la pierre infernale avec plus de force pour produire une escarre solide qui puisse résister à un nouveau déplacement du corps vitré. Il est important d'éloigner en même temps toutes les causes qui peuvent en favoriser la sortie : les principales sont le spasme des muscles de l'œil, une forte compression des paupières, la toux, l'éternument, les efforts pour aller à la selle, etc. Il n'est pas moins indispensable d'écarter toutes les causes qui pourraient entraver la marche de l'inflammation adhésive.

On lit avec intérêt deux observations de *Pellier* (1) sur la *procidence vésiculaire*. Je pourrais en consigner ici plusieurs autres, s'il était nécessaire d'ajouter de nouvelles preuves à tout ce que je viens d'avancer : je me contenterai de dire que j'ai eu le même succès que l'oculiste français, dans le traitement de plusieurs tumeurs vésiculaires qui proéminaient sur la cornée, à travers un ulcère pénétrant de cette membrane.

On rencontre aussi des *procidences de la choroïde*. J'ai vu et guéri cet accident sur la personne de M. Giovanni Bressanini, pharmacien à Bescapé. Il se forma, à la suite d'une violente ophthalmie, un abcès entre la *sclérotique* et la *choroïde*, à deux lignes de la circon-

---

(1) Observations sur l'œil, pag. 35o. Observat. 99, 100.

férence de la cornée, dans l'hémisphère inférieur du globe de l'œil. Cet abcès s'ouvrit spontanément, et donna issue à une matière dense et visqueuse que suivit bientôt un petit corps noirâtre, formé par la *choroïde;* l'application réitérée du nitrate d'argent suffit pour le réprimer et permettre à l'ulcère de la sclérotique de se cicatriser. L'œil de ce côté resta néanmoins plus faible que l'autre, et la pupille finit même par se fermer presque entièrement.

Première observation.

Angiola-Maria Porta, paysanne robuste, âgée de 3o ans, sujette à des douleurs arthritiques vagues, fut atteinte d'une violente inflammation de l'œil droit. Cette affection se termina par un *hypopion;* il s'ensuivit bientôt un ulcère de la cornée et une *procidence de l'iris* extrèmement douloureuse, quoiqu'elle n'eût que le volume de la tête d'une mouche. La malade se rendit dans cet hôpital le 25 mai de l'année 1795.

Je cautérisai la petite tumeur avec la pierre infernale; quelques instants après cette légère opération, les douleurs étaient sensiblement moindres; l'escarre que j'avais faite ne resta pas adhérente plus de vingt-quatre heures; je renouvelai chaque jour l'application du nitrate d'argent jusqu'au 8 juin. A cette époque, la tu-

meur, entièrement consumée, ne faisait plus
aucune saillie entre les bords de l'ulcère de la
cornée ; je me servis alors de l'onguent ophthalmique de Janin, et j'obtins, dans l'espace de
quinze jours, une cicatrice parfaite.

Deuxième observation.

Joseph Borghi, jeune enfant de Pavie, âgé
de 9 ans, fut amené dans cet hôpital, le 22 janvier 1796, pour y être traité d'une *procidence
de l'iris*, laquelle proéminait sur la partie latérale externe de la cornée de l'œil droit, à travers un ulcère de cette membrane. Cette affection
était compliquée d'une ophthalmie chronique
avec gonflement œdémateux des paupières et
ulcérations du tarse. Tel était le triste état auquel était réduit ce malheureux enfant, abandonné depuis long-temps par l'insouciance
impardonnable de ses parents ; il ne pouvait
supporter la lumière du côté malade, quoiqu'il n'accusât aucune douleur lorsque j'appli-
quais l'extrémité d'une sonde sur la petite tumeur
irienne, que le contact de l'air avait rendue en
quelque sorte calleuse.

Je touchai cette tumeur, pendant une semaine,
avec le nitrate d'argent ; je réitérai chaque jour
cette légère opération, parce que l'escarre qui
en résultait se détachait au bout de 24 heures.

Je parvins de cette manière à détruire complètement toute la portion d'*iris* qui s'élevait au-dessus du niveau de la cornée. Je fis appliquer un séton à la nuque, et purgeai plusieurs fois le malade avec la teinture de rhubarbe, afin de dissiper l'engorgement œdémateux des paupières. Pour accélérer la cautérisation de l'ulcère de la cornée, et faire disparaître les ulcérations superficielles du tarse, je prescrivis l'usage répété, matin et soir, de l'onguent ophthalmique de Janin, et celui du collyre vitriolique adouci avec un mucilage. Au bout de vingt-huit jours la guérison était complète : seulement la pupille avait pris la forme d'un ovale; mais le malade distinguait, avec l'œil droit, jusqu'aux plus petits objets.

Troisième observation.

Catherine Cartosi, jeune femme de Valeggio, âgée de 21 ans, d'une constitution faible, s'efforçait, le 20 mars 1797, de rompre un morceau de bois en le ployant contre son genou. Un éclat lui sauta dans l'œil gauche, et fendit perpendiculairement la cornée à sa partie latérale externe. L'*iris* s'échappa par l'ouverture, et parut à l'extérieur sous la forme d'une ligne noirâtre dirigée de haut en bas; l'œil devint le siége d'une violente inflammation; la malade, après s'être fait saigner, se rendit dans cet hôpital, 8 jours après son accident.

Je commençai par appliquer sur l'œil un cataplasme composé avec la mie de pain et le lait ; lorsque les douleurs furent calmées, je cautérisai la petite tumeur avec le nitrate d'argent ; l'escarre se détacha quelques heures après, et les douleurs reprirent leur première vivacité. Pour les apaiser, je prescrivis une potion opiacée. Pendant trois jours consécutifs, je réitérai l'application du nitrate d'argent, et parvins, de cette manière, à détruire entièrement la saillie noirâtre qui proéminait sur la cornée. J'eus ensuite recours à l'onguent ophthalmique de Janin, que j'adoucis en doublant la dose de l'axonge. Ce médicament eut ses effets ordinaires : l'ouverture de la cornée ne tarda pas à se fermer, excepté cependant à sa partie inférieure que traversait encore une petite portion d'iris échappée à l'action du caustique ; deux nouvelles applications de la pierre infernale, suivies de l'emploi de l'onguent ophthalmique, achevèrent la cure. Il resta sur la cornée une tache perpendiculaire, formée par la cicatrice ; mais, comme elle se trouvait en dehors de la pupille, elle n'empêchait pas la lumière de pénétrer dans l'œil. Aussi la malade recouvra-t-elle parfaitement la vue.

Quatrième observation.

Dans le cours du mois d'août de l'année 1795, M. Mauro R.... de Pavie, âgé de 40 ans, reçut un coup de fouet dans l'angle externe de l'œil gauche, précisément sur les confins de la sclérotique et de la cornée. Cet accident fut suivi d'une violente inflammation; sur le point contus se développa une petite tumeur qui s'ouvrit spontanément après la sortie de l'humeur aqueuse; une petite portion de l'*iris*, de la grosseur de deux grains de millet réunis, s'engagea dans l'ouverture et se montra sur la cornée; la conjonctive boursouflée s'étendait sur elle en dehors sous la forme d'une valvule et en masquait une partie. La pupille, chose très-remarquable, paraissait plus grande que celle du côté sain, quoiqu'elle eût perdu sa forme circulaire, et pris celle d'un ovale, comme dans tous les cas de procidence de l'*iris*.

Le malade vint me consulter quinze jours après son accident; les douleurs qu'il éprouvait étaient très-supportables; il était même déja sorti plusieurs fois de chez lui pour vaquer à ses affaires.

Je lui dis qu'il fallait détruire, à l'aide du nitrate d'argent, toute la portion d'iris qui proéminait au dehors; il accepta ma proposition. Cette légère opération fut répétée pendant dix-huit jours consécutifs; la tumeur avait alors complètement disparu, et l'ulcère de la cornée tendait à se cicatriser; le collyre vitriolique, employé pendant quinze jours, acheva la cure et fit disparaître le boursouflement variqueux des vaisseaux de la conjonctive. La pupille conserva la forme d'un ovale, qu'elle affecte dans tous les cas de déplacement de l'iris; mais en même temps elle demeura plus dilatée que celle de l'œil droit, phénomène très-singulier dont je n'ai vu que ce seul exemple. Le malade voyait mieux avec l'œil gauche qu'avec le droit les objets situés dans l'obscurité.

Cinquième observation.

Un postillon, âgé de 20 ans, portait depuis son enfance des tumeurs scrofuleuses à la région du col, et éprouvait de fréquentes ophthalmies; il fut pris un jour d'une inflammation de l'œil droit, tellement violente, qu'elle détermina la formation d'un abcès dans l'épaisseur des lames de la cornée; cette membrane, ulcérée par le pus, laissa sortir une petite portion d'*iris* de la grosseur d'une lentille. Je vis le malade cinq jours après cet accident; le plus léger mouvement des paupières lui causait beaucoup de douleur. Je commençai le traitement dans cet hôpital, le 11 janvier 1792. Je touchai la petite tumeur avec la pierre infernale, appuyant assez fortement pour déterminer la formation d'une escarre profonde. Je répétai cinq fois cette légère opération dans l'espace de neuf jours; après l'application du caustique, j'avais soin de laver l'œil avec du lait tiède. Je consumai de cette manière toute la portion d'*iris* qui proéminait sur la cornée; aucun autre topique que le collyre vitriolique ne fut employé. Le 30 janvier, la cicatrice était complète; la pupille conserva la forme d'un ovale, ce qui n'empêchait nullement le malade de voir.

Sixième observation.

Joseph Gagi, de Pavie, homme robuste, adonné à l'usage des boissons spiritueuses, était réduit à une cécité presque complète, après quarante jours d'une ophthalmie opiniâtre, compliquée de *procidence de l'iris.* Il se fit transporter dans cette école de chirurgie pratique, le 6 novembre 1795.

Il avait sur la partie supérieure de la cornée gauche, deux procidences de l'iris de la grosseur d'un grain de millet, et, pour comble d'infortune, tout le reste de la cornée était offusqué par un nuage épais : une troisième procidence existait sur la partie supérieure de la cornée de l'œil droit; mais cette membrane conservait, dans le reste de son étendue, sa transparence naturelle. Le malade éprouvait une cuisson assez vive dans les deux yeux, mais point de douleurs aiguës.

Du 6 au 9 novembre, je touchai les trois tumeurs, avec la pierre infernale; le malade souffrit peu de l'action du caustique. Le 10 novembre, la tumeur de l'œil droit parut sensiblement affaissée, à la chûte de l'escarre.

Le 18 du même mois, les deux procidences de l'œil gauche, après trois nouvelles cautérisations, étaient au niveau du fond de l'ulcère de la cornée. Je voulus aviver les bords de cet ulcère avec la pierre infernale; mais le malade donna promptement des signes d'une vive douleur que je calmai en lavant l'œil avec du lait tiède; le soir, je le couvris d'un cataplasme émollient; je renonçai entièrement à l'usage du caustique, et je me contentai, lorsque l'escarre se fut détachée, de laver l'œil, toutes les deux heures, avec le collyre vitriolique.

Le 13 décembre, les trois procidences de l'iris avaient disparu, et les ulcères de la cornée étaient cicatrisés. On transféra le malade dans la salle des convalescents pour le soumettre à l'usage journalier de l'onguent ophthalmique de Janin, afin de dissiper, s'il était possible, le nuage de la cornée de l'œil gauche; mais ce traitement n'eut pas le succès que j'espérais. Le malade ne recouvra la vue que du côté droit.

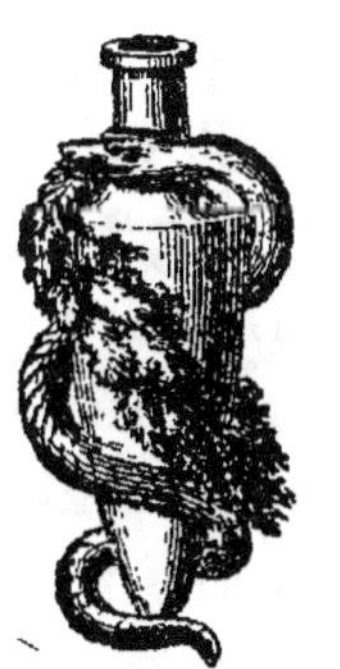

CHAPITRE II.

De la Cataracte.

Il y a deux manières d'opérer la cataracte : l'une (méthode par abaissement) consiste à déplacer le cristallin ; l'autre (méthode par extraction) consiste à l'extraire à travers une incision demi-circulaire, pratiquée sur la partie inférieure ou latérale de la cornée.

On a long-temps agité la question de savoir laquelle de ces deux méthodes mérite la préférence ; et, dans la chaleur de la discussion, on a, de part et d'autre, exagéré leurs avantages respectifs ; mais enfin l'observation impartiale et l'expérience, qui sont nos grands maîtres en toutes choses, semblent s'être prononcées en faveur de l'abaissement. Cette ancienne méthode en effet, est d'une exécution plus facile que l'extraction ; comme cette dernière, elle est applicable à toutes les espèces de cataractes, qu'elles soient membraneuses, cristallines, fluides ou solides ; elle expose à des accidents infiniment moins graves et moins dangereux que ceux qui suivent quelquefois l'extraction ; on peut, sans courir aucun risque, la répéter deux ou trois fois sur le même œil, lorsqu'elle ne réussit pas, avantage que ne comporte pas la méthode opposée. Enfin, dans plusieurs cas, l'extraction est une opération dangereuse et des plus difficiles, par exemple chez les personnes dont les yeux sont très-enfoncés, ou bien chez les enfants atteints de cataracte congénitale; l'indocilité de ces derniers, et le mouvement rapide et continuel de leurs yeux, sont tels qu'on ne pourrait, sans imprudence, essayer d'exciser la cornée.

Il y a long-temps que, frappé de l'évidence de ces vérités, j'ai renoncé tout-à-fait à la méthode par extraction. Je pratique l'abaissement dans tous les cas, et je me félicite tous les jours d'avoir pris ce parti. Les nombreuses occasions que j'ai eues et que j'ai encore de pratiquer cette opération, m'ont fourni l'idée de quelques modifications utiles que j'exposerai en détail dans ce chapitre.

On peut, jusqu'à un certain point, prévoir d'avance le résultat d'une opération de cataracte : les chances sont favorables toutes les fois qu'il n'existe aucune autre affection concomitante de l'œil chez des individus qui ne sont ni cachectiques, ni décrépits; lorsque l'opacité du cristallin s'est formée peu à peu, et ne dépend ni d'une lésion externe, ni d'ophthalmies habituelles, et spécialement de celles entretenues par une cause interne; lorsque les malades ne se plaignent pas d'éprouver de fréquentes douleurs dans la tête, le globe de l'œil, ou la région sourcilière; lorsque la pupille conserve sa forme circulaire et répond, par des mouvements libres et rapides, au passage des diverses quantités de lumière; lorsque l'iris n'est pas agitée, depuis l'enfance, d'un tremblement oscillatoire qui se manifeste au moindre mouvement de l'œil; lorsqu'enfin le malade conserve la faculté de distinguer non-seulement le jour de l'obscurité, mais encore les couleurs vives et les principaux contours des corps, en donnant à sa pupille le degré de dilatation qui convient à une faible lumière.

Il n'est pas également facile de reconnaître *a priori* si la cataracte est dure ou molle, caséeuse ou liquide, simplement cristalline, ou cristalline et membraneuse; tout ce que les auteurs ont écrit jusqu'à ce jour sur cette partie du diagnostic ne repose que sur des aperçus plus ou moins incertains; les oculistes les plus habiles de nos jours ne peuvent encore dire d'avance quelles sont la nature et la consistance des cataractes qu'ils se proposent d'opérer, ni si la membrane cristalline conserve ou non sa transparence, bien que le cristallin lui-même soit évidemment opa-

que(1); car il est certain que l'opacité du cristallin ne suppose pas toujours celle de sa membrane *et vice versâ*; cette incertitude au reste ne
peut influer beaucoup sur l'issue de l'opération,
parce que, dans tous les cas, l'opérateur doit
se tenir prêt à exécuter toutes les manœuvres
que réclame chaque espèce de cataracte, qu'elle
soit dure, molle, membraneuse, ou cristalline.
La cataracte consistante est sans contredit celle
qu'il est le plus facile de déplacer; et, pourvu
que l'on ait la précaution de l'enfoncer dans le
corps vitré, on n'a pas à craindre sa réascension.
Mais les cataractes molles, laiteuses ou membraneuses, peuvent être également transportées hors
de l'axe visuel ou déchirées à l'aide de l'aiguille
sans qu'il soit nécessaire d'avoir recours à aucun
autre instrument (2).

Le mot *dépression*, sous lequel on désigne,
dans les écoles l'opération de la cataracte,
me paraît une expression vicieuse; je dois en

---

(1) Toutefois ces remarques ne s'appliquent pas à la cataracte congénitale, qui est presque toujours membraneuse.
Le cristallin, ordinairement atrophié dans cette variété,
permet aux deux lames opposées de la cristalloïde de s'ados-
ser; le centre seul de cette membrane renferme les débris de la
lentille cristalline, et forme un point plus opaque que le reste.

(2) Le fait publié par M. Riobé ne laisse plus aucun
doute sur l'existence de la cataracte *noire*. *Voyez* le Journal
de Médecine, par Leroux, etc., t. 30.

avertir les jeunes praticiens qui peut-être se persuaderaient qu'il suffit de déprimer verticalement le cristallin, en le portant au-dessous du niveau de la pupille; cette erreur ne serait pas sans conséquence, sur-tout dans les cas où la cataracte est *dure, consistante;* car le cristallin, porté dans l'espace étroit qui sépare l'iris des procès ciliaires, remonterait alors immédiatement, après l'opération, et reparaîtrait en tout ou en partie derrière la pupille. Le mot *dépression* a, dans le cas dont il s'agit, une signification plus étendue que celle qu'on lui donne dans le langage ordinaire; il indique un double mouvement en vertu duquel l'opérateur abaisse le cristallin et l'enfonce d'avant en arrière et de dedans en dehors dans l'humeur vitrée : tel est le véritable sens chirurgical du mot *dépression.* Ce n'est qu'à l'aide d'une semblable manœuvre qu'on peut prévenir avec sûreté la réascension du cristallin. Ambroise Paré nous a transmis sur ce point un précepte dont aucun écrivain n'a parlé ni avant, ni depuis lui : il veut que l'opérateur, avant de retirer son aiguille, ordonne au malade de diriger son œil en haut; pendant ce mouvement, le cristallin pressé par la pointe de l'instrument doit, selon lui, s'enfoncer d'avant en arrière dans le corps vitré (1). Cette remarque est de la plus haute im-

---

(1) Livre II, ch. 22. Et estant ainsi abbaissée, la lui faut

portance et mérite toute l'attention des jeunes chirurgiens.

Outre la précaution d'enfoncer le cristallin dans le corps vitré, il en est une autre qui n'importe pas moins au succès de l'opération; elle consiste à déchirer les feuillets antérieur et postérieur de la capsule cristalline, que cette capsule ait ou non perdu sa transparence; il arrive souvent en effet que des opérateurs inexpérimentés portent l'aiguille entre le cristallin et la partie antérieure de sa capsule, qu'ils laissent intacte lorsqu'elle conserve sa diaphanéité naturelle; mais alors, peu de jours après l'opération, cette membrane se trouble et forme au-delà de la pupille un voile épais, blanchâtre, qui arrête plus ou moins complètement la lumière: c'est cette affection consécutive que les auteurs appellent avec raison, *cataracte membraneuse secondaire.*

Il faut le dire franchement, si l'opération de la cataracte ne réussit pas toujours, quelle que soit la méthode que l'on adopte, ce n'est jamais au cristallin lui-même qu'il faut en attribuer les suites malheureuses, mais bien à la capsule qui l'enveloppe, et sur-tout au feuillet antérieur de

---

laisser, la tenant sujette de l'aiguille par l'espace de dire une patenostre ou environ, de peur qu'elle ne remonte, et pendant faire mouvoir vers le ciel l'œil au malade.

cette membrane. Il serait bien à desirer que l'on trouvât le moyen de détacher entièrement le crystallin et sa capsule de la *zone ciliaire:* on y parvient quelquefois; mais alors on est servi par le hasard, ce qui arrive rarement, parce que la zone ciliaire établit une telle adhérence entre la capsule cristalline et la membrane hyaloïde tout autour du canal circulaire de Petit, qu'il est difficile, même aux anatomistes, de séparer ces deux membranes sans altérer leur structure (1).

---

(1) Richter, *Observ. chirurg. fasc. II, pag. 96. Quater inscius, saltem inopinatus, extraxi lentem capsula sua obvolutam. Voyez* Janin, Pellier, Gleize, et les Actes d'Édimbourg, vol. V.

Monro rapporte que, pratiquant un jour l'opération de la cataracte par extraction, il reconnut distinctement que le cristallin et sa capsule se détachaient par leur propre poids de la *zone ciliaire,* lorsque l'œil exécutait des mouvements divers. Il est rare de trouver ces parties aussi peu adhérentes qu'elles l'étaient dans ce cas insolite. *Voyez Monro's works,* mem. XXV.

On a vu le cristallin et sa membrane devenus opaques se détacher de la zone ciliaire par l'effet d'une chute, d'une percussion ou de toute autre cause analogue. Chamseru en rapporte un exemple dans l'Encyclopédie méthodique, article *Cataracte.* M. Demours en a consigné un autre dans le journal général de médecine, tome XVIII, page 285. S'il était prouvé que la disposition de la capsule cristalline à se détacher de la zone ciliaire augmente à mesure que l'opacité

Puisqu'il est si difficile de détacher complètement la capsule crstalline des parties auxquelles elle adhère, l'opérateur n'a rien de mieux à faire, dans le plus grand nombre des cas, que de déchirer la partie antérieure de cette capsule dans toute l'étendue circonscrite par la pupille lorsqu'elle est au *maximum* de dilatation; le reste adhérent à la zône ciliaire, fût-il opaque, restera toujours placé hors du champ de l'ouverture pupillaire et ne pourra par conséquent troubler la vision dans aucun cas, pas même lorsque le malade regardera les objets situés dans l'obscurité.

On objectera peut-être que le feuillet postérieur de la capsule cristalline pourrait bien alors devenir le siége d'une cataracte secondaire; car pourquoi perdrait-il moins facilement sa transparence que le feuillet antérieur, à la destruction duquel j'attache tant d'importance? Je répondrai qu'il est impossible qu'il ne se déchire pas lorsqu'on enfonce profondément le cristallin dans le corps vitré; l'expérience démontre d'ailleurs qu'il parvient rarement à un degré de densité suffisante pour intercepter la lumière. C'est un fait dont ne doivent pas douter les chirurgiens qui pratiquent habituellement l'opération de la cataracte par extraction, puisqu'ils se contentent

---

fait des progrès, on aurait alors une règle assez sûre pour déterminer le degré de maturité de la cataracte.

de diviser le feuillet antérieur de la capsule cristalline sans toucher au feuillet postérieur, ce
qui ne les empêche pas d'obtenir de fréquents succès. L'anatomie nous donne assez clairement la
raison de ce phénomène, qui paraît n'être qu'un
résultat de la différence de texture des deux
feuillets de la capsule cristalline. Le feuillet antérieur de cette capsule est en effet, dans l'état
naturel, trois ou quatre fois plus dense et plus
résistant que le feuillet postérieur; celui-ci est,
en outre, alimenté par un appareil de vaisseaux
sanguins tout-à-fait distincts de ceux qui se
rendent à l'autre : les premiers sont fournis par
l'artère de Zinn, qui se partage, vers la partie
centrale de la crystalloïde postérieure, en une
foule de rameaux divergents; les autres proviennent au contraire des artères du corps vitré, qui se
courbent au-delà de la zone ciliaire pour se jeter,
suivant mille directions, sur la crystalloïde antérieure. Je ne prétends pas conclure de toutes
ces considérations que la lame postérieure de la
capsule cristalline ne puisse jamais perdre sa
transparence; je veux seulement établir, comme
un résultat de l'observation et de l'expérience,
qu'elle acquiert rarement un degré d'opacité
suffisant pour causer une cécité complète.

Je le répète donc, si l'opération de la cataracte, quelle que soit la méthode que l'on
adopte, n'a pas toujours des suites heureuses,

il faut en chercher la cause la plus fréquente dans la crystalloïde antérieure, qui quelquefois acquiert un excès de densité, et qui d'autres fois se transforme en une substance molle et pulpeuse.

Le cristallin, éloigné de l'axe visuel et porté dans l'humeur vitrée, diminue progressivement de sa circonférence vers son centre, et finit par disparaître entièrement; c'est l'anatomie pathologique qui nous a révélé cet important phénomène, dont les conséquences s'appliquent particulièrement à l'opération de la cataracte par *abaissement*. Vainement voudrait-on le révoquer en doute; il est démontré par une foule d'observations, et la plupart des hommes impartiaux et exacts en attestent la réalité. J'ai eu moi-même occasion de le vérifier dans trois circonstances différentes : la première fois, ce fut sur un noble de Pavie, âgé de soixante ans, qui mourut un an après avoir subi l'opération de la cataracte; la seconde fois, ce fut sur une dame âgée de quarante ans, qui mourut trois ans après l'opération; la troisième fois, enfin, sur un homme de cinquante-sept ans qui avait été opéré trois ans et demi avant sa mort. Sur le premier de ces sujets je trouvai le cristallin, profondément enfoncé dans l'humeur vitrée, réduit à un tiers environ de son volume naturel; dans les deux autres cas, il ne restait que le noyau de cette lentille, un peu plus gros que la tête d'une épingle ordinaire.

Le cristallin déprimé disparaît également, mais dans un temps beaucoup plus court, c'est-à-dire dans quelques semaines, toutes les fois qu'il est converti en une substance pultacée caséeuse ou laiteuse; il suffit alors de le diviser en plusieurs fragments, qui ne tardent pas à être dissous par l'humeur aqueuse et absorbés avec elle.

Ce résultat, dont il n'est plus permis de douter, est un des plus forts arguments qu'on puisse opposer aux détracteurs de l'abaissement, et démontre qu'il n'est point d'espèce de cataracte que l'on ne puisse guérir en adoptant cette méthode (1).

Les lambeaux de la capsule du cristallin disparaissent comme cette lentille, lorsque, détachés des parties voisines, ils flottent librement, sous la forme de petits flocons, au milieu de l'humeur aqueuse, ou lorsqu'ils se précipitent au fond des chambres de l'œil : ceux que l'on aperçoit

---

(1) Je pourrais citer ici beaucoup d'hommes célèbres parmi les modernes qui ont observé ce phénomène; mais je me contenterai de rapporter ce que dit à ce sujet *Barbette :* *Licet cataracta non satis intra pupillæ regionem sit depressa, dummodo in particulas sit divisa, perfecta visio intra sex aut octo septimanas sæpissime - redit, licet tota operatio absque ullo fructu peracta videatur; quod aliquoties experientia edoctus loquor. Chirurgia barbetiana,* cap. 16, part. 1.

derrière la cornée prennent d'abord une couleur
d'un blanc laiteux; ils deviennent ensuite jaunâtres, diminuent progressivement, et finissent
par se fondre dans l'humeur aqueuse. Il est
facile de suivre les progrès de ce travail naturel
toutes les fois que des parcelles détachées par
une cause quelconque de la capsule du cristallin, parviennent derrière la cornée dans la
chambre antérieure de l'œil; j'ai eu plusieurs
fois occasion d'observer ce phénomène curieux;
car il m'est souvent arrivé, comme je le dirai
plus tard, de porter dans la chambre antérieure
de l'œil tous les débris d'une cataracte membraneuse. Ces corpuscules, agglomérés entre l'iris et
la cornée jusqu'au niveau de la pupille, simulaient
assez bien l'hypopion; leur présence n'a jamais
déterminé le moindre accident; je n'ai vu survenir d'inflammation dans aucun cas : toujours au
bout d'un mois, quelquefois plus tôt, quelquefois
un peu plus tard, tout avait disparu. J'ai remarqué que l'absorption était plus active dans la
chambre antérieure que dans la chambre postérieure : soit que ce phénomène dépende de la
quantité relative de l'humeur aqueuse qui, plus
abondante dans la chambre antérieure, doit plus
facilement dissoudre les corps étrangers; soit que
le même effet tienne au nombre plus considérable des vaisseaux absorbants. S'il est vrai que la
capsule cristalline, divisée en lambeaux et portée

dans la chambre antérieure, disparaisse au sein de l'humeur aqueuse de même que le cristallin dans le corps vitré, n'est-il pas évident que l'opération par abaissement peut s'appliquer avec avantage à tous les cas de cataracte membraneuse? Que penser, d'après cela, de l'assertion des chirurgiens qui soutiennent que cette espèce de cataracte ne peut être opérée avec succès que par extraction? Des raisons majeures les forcent-ils d'avoir recours à l'abaissement (ce qui arrive, par exemple, lorsqu'ils ont à opérer sur des enfants des cataractes congénitales qui sont presque toujours membraneuses); si le succès ne répond pas à leurs vœux, ils attribuent leurs revers à la méthode opératoire qu'ils ont été contraints d'adopter; mais ces revers dépendent uniquement de leur inexpérience : s'ils avaient la précaution de lacérer la capsule et d'en pousser les fragments dans la chambre antérieure, ils les verraient promptement disparaître et ils obtiendraient une guérison complète.

Pour pratiquer l'opération de la cataracte par abaissement, il suffit d'avoir une aiguille et un élévateur de la paupière; ce dernier instrument convient sur-tout, lorsque les yeux sont petits et enfoncés chez un malade indocile. L'élévateur de Pellier me paraît préférable à tous les autres parce qu'il a l'avantage de fixer la paupière contre l'arcade orbitaire sans exercer aucune compres-

sion sur le globe de l'œil : il faut seulement avoir
la précaution de soulever la paupière avec douceur pour ne pas la contondre.

De toutes les aiguilles que l'on a proposées
jusqu'à ce jour pour pratiquer l'abaissement,
l'expérience m'a appris que les meilleures sont
celles qui joignent à une extrême finesse toute
la résistance nécessaire pour traverser, sans flé-
chir, les membranes de l'œil. Depuis que je leur
ai accordé une préférence exclusive, je n'ai jamais vu l'opération suivie d'aucun accident notable ; jamais la piqûre ne s'enflamme au point
de suppurer. Les accidents consécutifs doivent
être en effet proportionnels à la gravité de la lésion qu'éprouve le globe de l'œil : or il est clair
qu'une aiguille très-fine pénètre dans cet organe sans lacérer les membranes, qui seules
jouissent d'une exquise sensibilité ; toute son
action se porte en quelque sorte sur le cristallin, sur sa capsule et sur le corps vitré, parties complètement insensibles. L'opération, exécutée avec un tel instrument, est donc fort peu
douloureuse, et ses conséquences doivent être,
dans le plus grand nombre des cas, sans aucune
gravité (1).

---

(1) D'après ce que l'on m'a rapporté, la plupart des cou-
teliers étrangers se sont bien trompés, relativement à la

Quant à la forme de l'aiguille, j'ai remarqué que celle à pointe droite dont on se sert habituellement, n'est pas la plus commode pour déchirer la crystalloïde antérieure, ni pour déplacer le cristallin et l'enfoncer profondément dans le corps vitré. En effet, que l'on pénètre dans le globe de l'œil à une ligne au-delà du limbe de la cornée, à deux lignes ou deux lignes et demie, comme le font quelques opérateurs, la pointe d'une aiguille droite, poussée entre la membrane cristalline et le corps ciliaire, se porte directement contre l'iris et ne peut s'appliquer que sur un seul point de la partie antérieure du cristallin et de sa capsule; dans le mouvement d'avant en arrière, destiné à porter la pointe de l'aiguille sur la partie centrale de la membrane cristalline et du cristallin, on n'agit véritablement qu'avec la tige de l'instrument : la pointe ne s'engage dans ces parties que lorsqu'elles sont parvenues au fond de l'œil, c'est-à-dire lorsque l'aiguille est dirigée d'avant en arrière; mais alors, pour peu que la capsule cristalline offre de résistance, elle ne se déchire

forme et au volume de mon aiguille; il paraît qu'ils ne se sont nullement guidés sur la figure que j'ai jointe à mon ouvrage. Ils courbent la pointe de l'instrument à leur fantaisie, ils n'ont pas soin d'en rendre les bords assez tranchants; et, ce qui est pire, ils lui donnent un volume au moins quatre fois trop considérable.

pas, le cristallin roule sur la tige de l'aiguille, tourne en divers sens au-dessus et au-dessous de la pupille, et ne parvient à être saisi au fond de l'œil, par la pointe de l'instrument, qu'à la suite de pressions et de mouvements multipliés. Lorsque la cataracte est *molle, laiteuse, ou caséeuse,* la capsule cristalline est toujours plus ou moins flasque; elle fuit sans se déchirer. L'opérateur est alors obligé d'exécuter beaucoup de mouvements pour l'éloigner de la pupille, et pour parvenir à la déchirer en lui présentant d'arrière en avant la pointe de l'instrument. Maître Jean, parlant de la *cataracte laiteuse,* fait la même observation : « *On fait souvent plusieurs tentatives vaines, parce que l'aiguille ne fait que glisser sur la membrane qui recouvre le cristallin, qui, en cette rencontre, est toujours entière, à moins qu'on ne retire tant soit peu l'aiguille, afin d'en porter la pointe vers le milieu de la cataracte, pour, en pressant dessus, rompre cette membrane* (1). »

Toutes ces difficultés disparaissent si l'on se sert d'une aiguille très-fine et un peu recourbée vers sa pointe (2); celle dont je me sers est tran-

____

(1) Traité des maladies de l'œil, chap. 13.

(2) Outre les motifs que je viens d'exposer, je puis citer ici, comme une nouvelle preuve des avantages de l'aiguille recourbée, ce qui m'arriva un jour pendant que je dépri-

chante sur ses bords, plane sur sa convexité, et présente, du côté de sa concavité, deux surfaces inclinées, réunies au milieu par une ligne légèrement saillante qui se prolonge jusqu'à la pointe, comme on peut le voir dans les aiguilles courbes avec lesquelles on pratique la suture des plaies. Le manche présente une marque sur celle de ses faces qui correspond à la convexité de la pointe (1).

---

mais une cataracte avec une aiguille droite mal trempée. Au moment où je traversai la sclérotique, très-résistante chez le malade dont je parle, l'aiguille fléchit et prit la forme d'un petit crochet. Je m'en aperçus lorsqu'elle parut entre la pupille et la capsule cristalline ; je continuai néanmoins l'opération ; j'enfonçai la pointe de l'aiguille, à travers la crystalloïde antérieure, dans la substance ferme du cristallin, et les éloignai l'un et l'autre de l'axe visuel avec la plus grande facilité ; je retirai ensuite mon instrument avec beaucoup de précaution, sans faire aucune déchirure. Cette opération, pratiquée dans cette école pratique en présence d'un grand nombre d'étudiants, eut le succès le plus complet. Le docteur Morigi, premier chirurgien de l'hôpital de Plaisance, l'un des plus savants et des plus habiles opérateurs dont l'Italie puisse s'honorer, a , depuis quelques années , adopté dans sa pratique l'aiguille recourbée ; il s'en sert avec un succès si constant, qu'il saisit toutes les occasions d'en recommander l'usage.

(1) Freitag raconte que son père se servait d'une aiguille à pointe recourbée pour déprimer les cataractes membraneuses. Il ajoute même que cet instrument lui suffisait encore pour les extraire. Mais la dernière partie de ce récit

L'aiguille dont je viens de donner la description pénètre dans le globe avec la même facilité que toute aiguille droite du même volume. On la pousse doucement en avant; elle parvient dans la chambre postérieure, touche l'iris par sa convexité, et s'applique par sa concavité contre la crystalloïde antérieure et la lentille cristalline, dans lesquelles elle pénètre profondément au moindre mouvement d'avant en arrière, sans qu'il soit besoin pour cela de les éloigner de la pupille. Avec cet instrument, il est toujours facile à l'opérateur de déchirer la capsule cristalline, de saisir le cristallin, de l'écarter de l'axe visuel, et de l'enfoncer profondément dans le corps vitré. La cataracte est-elle *caséeuse, laiteuse, membraneuse;* rien de plus commode que l'aiguille courbe pour broyer le cristallin, pour lacérer le feuillet antérieur de sa capsule et en conduire les lambeaux à travers la pupille dans la chambre antérieure, au fond

---

me paraît exagérée. *Voyez* la Dissertation de Freitag, insérée dans le deuxième volume du Recueil publié par Haller.

Bell donne la figure d'une aiguille à cataracte, recourbée vers sa pointe. *Voyez* le troisième volume de ses *Instit. chirurg.*; pl. XXXII, fig. 4. Il dit qu'il a souvent pensé qu'il serait plus facile de pratiquer l'opération avec cette aiguille qu'avec celle qui est droite; il avoue néanmoins qu'il n'a pas eu assez souvent occasion de s'en servir pour en constater les avantages.

de laquelle ils se précipitent, pour se dissoudre ensuite dans l'humeur aqueuse, et pour être absorbés avec elle.

Après avoir exposé les principes relatifs à l'abaissement de la cataracte, je passe maintenant à l'exposition du manuel de l'opération. En général, les meilleurs chirurgiens ne préparent plus indistinctement leurs malades aux grandes opérations, comme on le faisait autrefois. A moins qu'il ne se présente quelque indication à remplir, on se contente ordinairement, avant de pratiquer l'opération de la cataracte, de soumettre le malade à quelques jours de diète, et de lui prescrire un lavement, la veille de l'opération. Il est vrai qu'il se présente des cas dans lesquels on est forcé de s'écarter de la règle générale, et de faire subir au malade un traitement préliminaire; par exemple, lorsqu'on doit opérer des individus sujets aux faiblesses d'estomac, à l'hypocondrie, à l'hystérie, ou bien affectés d'un gonflement habituel du bord libre des paupières, ou d'une ophthalmie chronique. On soumet, pendant deux ou trois semaines avant l'opération, les malades qui ont l'estomac faible, les hypocondriaques et les femmes hystériques, à l'usage des bouillons farineux aromatisés, et à celui des amers et des stomachiques; parmi ces derniers moyens, on vante particulièrement l'infusion de *quassia amara* avec ou sans addition

d'éther vitriolique (sulfurique), selon le tempérament du sujet.

Le plus sédatif et le meilleur des toniques est
celui qui se compose avec une drachme de quinquina et un scrupule de racine de valériane sau-
vage; le malade doit en prendre deux ou trois
fois par jour et se conformer d'ailleurs à toutes
les précautions de régime indiquées. Un fait des
plus certains, c'est que les accidents consécutifs
à l'opération sont en général d'autant moindres,
que les malades ont plus de courage et moins
d'émotion.

Quant aux malades qui ont un engorgement
chronique du bord libre des paupières avec relâchement et rougeur habituelle de la conjonctive, on leur applique, deux ou trois semaines
avant de les opérer, un large vésicatoire à la
nuque; on les soumet, pendant le même temps,
à l'usage de l'onguent ophthalmique, adouci avec
une double ou une triple dose d'axonge; on leur
recommande aussi de se servir, toutes les deux
heures, du collyre vitriolique chargé du mucilage de semences de pommes de coing : ces topiques répriment la sécrétion morbide des foli-
cules de Meïbomius, fortifient les vaisseaux de
la conjonctive, et rendent au bord libre des paupières sa souplesse et son aspect naturel.

Au reste, le succès de l'opération de la cataracte, comme celui de toutes les autres, dépend

en grande partie de la constitution du malade, laquelle a la plus grande influence, non-seulement sur le développement des accidents consécutifs, mais encore sur la nature même de la cataracte. L'expérience démontre, en effet, qu'il est ordinaire de rencontrer une cataracte molle, caséeuse, chez les individus cachectiques ; c'est même la raison qui rend chez eux l'opération assez souvent laborieuse ; ils ont en outre les yeux disposés aux congestions lymphatico-sanguines ; il n'est pas rare de voir leurs conjonctives se boursoufler et devenir le siége d'un *chémosis* qui, sans être douloureux, retarde néanmoins les progrès de la guérison. J'engage les jeunes praticiens à profiter de ces observations, et à ne pas promettre aux malades hystériques, hypocondriaques, etc., un succès que leur état ne comporte pas ; il ne faut pas que les véritables praticiens imitent les charlatans, en exagérant sans cesse la puissance de leur art.

Tout étant disposé pour l'opération, on fait asseoir le malade sur une chaise un peu basse, et de manière que l'œil sur lequel on veut agir reçoive latéralement la lumière d'une fenêtre située au nord (1). L'opérateur se place sur un

----

(1) Il faut donner aux enfants une position différente, sur-tout s'ils sont aveugles de naissance. J'ai l'habitude de les assujettir à l'aide d'une large bande qui s'étend des

siége assez élevé, pour que sa bouche se trouve au niveau de l'œil qu'il doit opérer ; il a, dans tous les cas, la précaution de couvrir l'autre, fût-il même cataracté. Pour donner à sa main toute la sûreté nécessaire, il appuie son coude sur son genou correspondant qu'il élève à une hauteur convenable, en portant le pied sur un tabouret ; il est quelquefois avantageux de placer entre le genou et le coude un coussinet un peu dur. Un aide, placé en arrière, fixe la tête du malade contre sa poitrine, en appuyant une main sur le menton ; il applique l'autre sur le front, et soulève doucement la paupière supérieure à l'aide de l'élévateur de *Pellier;* il faut qu'il porte cette paupière contre l'arcade orbitaire supérieure, sans exercer la moindre compression sur l'œil (1). S'agit-il d'opérer l'œil gauche, l'opérateur tient l'aiguille avec la main droite comme une plume à écrire, dirige en avant la convexité de sa pointe, et donne au

---

épaules aux pieds, et de les placer sur une table horizontale, la tête un peu haute.

(1) Cette précaution est de la plus grande importance. Il est difficile de trouver un aide assez intelligent pour ne pas tomber quelquefois dans l'inconvénient que je signale. Il serait très-avantageux que l'opérateur pût s'habituer à soulever lui-même la paupière avec le pouce et l'indicateur d'une de ses mains.

manche une direction parallèle à celle de la
tempe gauche, sur laquelle il applique ses derniers doigts; il plonge ensuite la pointe de l'instrument dans la sclérotique, à plus d'une ligne
du limbe de la cornée, un peu au-dessous du
diamètre transversal de la pupille (1); il suffit alors
d'imprimer graduellement au manche de l'aiguille un mouvement circulaire dirigé d'arrière
en avant, pour traverser, avec la plus grande
facilité, toutes les membranes de l'œil. L'opérateur porte ensuite la convexité de l'aiguille
sur le sommet du cristallin qu'il déprime légèrement, la conduit entre le corps ciliaire et la
capsule cristalline jusqu'à ce qu'elle paraisse
derrière la pupille, continue de la pousser horizontalement derrière l'iris, au-devant de la
capsule cristalline, et parvient à la partie interne de la circonférence du cristallin; il incline
alors vers lui le manche de l'instrument, pénètre profondément dans la substance du cristallin, et déchire amplement le feuillet antérieur
de sa capsule, à l'aide d'un mouvement en arc

---

(1) Albucasis. *Tantum recedendum a cornea quantum
specilli cuspis spatii contineat.*

F. d'Aquapendente. *Si aliqua datur in suffusione operatio
tuta, eam forte futuram, ut vel acus prope corneam im-
mittatur, vel si aliquanto longius ab illa, non tantum tamen
quantum vulgo faciunt. De chirurg. operat.*, cap. 17.

de cercle ; il éloigne ensuite le cristallin de l'axe visuel, l'enfonce profondément dans le corps vitré, et répète ce mouvement jusqu'à ce que la pupille paraisse noire et parfaitement ronde. Il laisse quelque temps l'instrument dans cette position : s'il reparaît quelques lambeaux opaques de la capsule, il reporte la pointe de l'aiguille au niveau de la pupille, et les éloigne ; dans le cas contraire, il imprime à tout l'instrument un léger mouvement de rotation, pour le dégager du cristallin qui, porté dans le lieu que j'indique, ne remonte jamais, et le retire de l'œil en répétant en sens contraire les mouvements qu'il a fallu faire pour l'introduire. Il faut surtout en terminant incliner doucement le manche vers la tempe pour ne pas déchirer les membranes de l'œil.

Lorsque la crystalloïde antérieure est opaque, il est toujours facile à l'opérateur de reconnaître si l'aiguille a pénétré devant, ou derrière ce feuillet membraneux. Dans le premier cas, elle paraît à nu derrière la pupille ; dans le second, elle est cachée dans l'intérieur de la capsule cristalline au-devant du cristallin. Mais cette distinction devient beaucoup plus difficile lorsque la membrane conserve sa transparence ; il faut avoir alors les sens infiniment exercés pour ne pas se laisser tromper par les apparences : il arrive même souvent aux chirurgiens inexpérimentés de tomber dans une erreur plus grave : je veux dire, de déprimer le cristallin et de l'enfoncer dans l'humeur vitrée sans déchirer sa capsule.

Pour éviter cet inconvénient, il faut, avant de déprimer le cristallin, reconnaître la véritable situation de l'aiguille : lorsqu'elle se trouve derrière la pupille au-devant de la crystalloïde antérieure, elle se voit avec la plus grande netteté; il est facile de la porter vers la chambre antérieure de l'œil à travers la pupille, et de la mouvoir horizontalement entre l'iris et la capsule cristalline. Est-elle, au contraire, dans l'intérieur de cette capsule au-devant du cristallin, on ne la voit, par la pupille, qu'à travers un léger voile plus ou moins transparent; on éprouve une légère résistance lorsqu'on la pousse du côté de la pupille, contre laquelle s'applique alors le feuillet membraneux qui la recouvre; enfin, il est plus ou moins difficile de la mouvoir horizontalement de dehors en dedans derrière l'iris.

Dans ce dernier cas, on imprime un léger mouvement de rotation à l'aiguille, pour en porter la pointe au niveau de la pupille, à travers la crystalloïde antérieure; puis, la retournant de nouveau en arrière, on la fait glisser horizontalement entre cette membrane et la face postérieure de l'iris, jusqu'à la partie interne de l'œil; alors on l'enfonce profondément dans le cristallin, à travers sa capsule qui, dans le mouvement d'abaissement, se trouve amplement déchirée.

Lorsqu'on n'a pas le soin d'exécuter la manœuvre que je viens de décrire, le feuillet antérieur de la capsule cristalline, échappé à l'action de l'aiguille, fût-il même légèrement terne, n'empêche pas la pupille de recouvrer en grande partie sa noirceur et sa transparence. Un chirurgien inexpérimenté peut même alors s'en laisser imposer par les apparences, et se flatter d'avoir atteint le but qu'il se proposait ; mais l'opérateur exercé reconnaît sur-le-champ que la pupille n'a pas encore le degré de netteté qui lui convient; il se hâte de faire disparaître un voile membraneux légèrement opaque, qui paraît comme suspendu derrière elle, et qui ne manquerait pas de devenir plus tard le siége d'une cataracte secondaire. Pour exécuter ce dernier temps de l'opération, on ramène en avant la pointe de l'aiguille, et on la pousse à travers la pupille, jusque dans la chambre antérieure de l'œil, pour être sûr d'avoir traversé la capsule cristalline; on la reporte ensuite en arrière, pour la glisser horizontalement derrière la face postérieure de l'iris, et l'enfoncer dans la capsule cristalline qu'on déchire d'avant en arrière, en imprimant à tout l'instrument le mouvement à l'aide duquel on déprime le cristallin; on ne tarde pas à voir la pupille prendre une couleur noire-veloutée, et acquérir un degré de netteté qu'elle n'avait pas.

J'ai dit plus haut qu'il fallait que la pupille reprît non-seulement sa transparence, mais encore sa forme circulaire, après le déplacement du cristallin : ce point mérite une attention toute particulière. Il arrive en effet quelquefois, tantôt dès le commencement, tantôt vers la fin de l'opération, que la pupille prend la forme d'un ovale, et s'allonge même d'autant plus qu'on enfonce plus profondément le cristallin : ce phénomène est une preuve certaine que la capsule cristalline a contracté des adhérences avec la face postérieure de l'iris, du côté vers lequel la pupille s'allonge. Si l'opérateur n'a pas soin de les détruire, il se manifeste derrière un des côtés de la pupille, quelques jours après l'opération, un feuillet membraneux opaque que les oculistes nomment *accompagnement* de la cataracte. Pour prévenir cet inconvénient, il faut, avant de terminer l'opération, porter la pointe de l'aiguille contre la face postérieure de l'iris, pour en détacher la membrane cristalline; la pupille ne tarde pas ensuite à reprendre sa forme circulaire.

Tout ce que j'ai dit jusqu'à présent ne doit s'appliquer qu'aux cataractes *dures, consistantes,* qui offrent une certaine résistance à l'aiguille.

Mais on sait qu'il n'est pas rare de rencontrer des cataractes liquides, *laiteuses :* alors, comme dans tous les cas, on porte la pointe de l'aiguille entre le corps ciliaire et la capsule cristalline; elle paraît derrière la pupille; on continue de la pousser horizontalement derrière l'iris, jusqu'à la partie interne du globe de l'œil; mais on ne l'a pas plus tôt enfoncée dans l'épaisseur de la capsule cristalline, qu'on en voit sortir un liquide blanchâtre qui se répand, sous la forme d'un nuage, dans les chambres de l'humeur aqueuse, et trouble toutes les parties transparentes de l'œil; ce phénomène ne doit pas arrêter l'opérateur ; celui-ci doit donc imprimer à la pointe de l'aiguille un mouvement d'arc de cercle dirigé de dedans en dehors, d'avant en arrière, comme s'il avait à déprimer une cataracte solide; il parvient de cette manière à déchirer amplement la crystalloïde antérieure, condition indispensable au succès de l'opération, dans toutes les espèces de cataracte. Quant à l'humeur épanchée dans les chambres de l'humeur aqueuse, elle disparaît spontanément en quelques jours, et l'œil recouvre toute sa transparence.

Il n'y a que de légères modifications à apporter au procédé opératoire, lorsqu'il s'agit d'une cataracte molle, *caséeuse.* Il faut, dans ces cas, déchirer la crystalloïde antérieure dans toute l'étendue du disque de la pupille; on voit ensuite la

substance pultacée du cristallin, étendue dan
l'humeur aqueuse, flotter au-delà de la pupille s
il suffit d'en diviser les parties les plus fermes
avec la pointe de l'aiguille, pour favoriser leur
dissolution, et de pousser à travers la pupille
les fragments qui ne peuvent être suffisamment
réduits; ils se déposent au fond de la chambre
antérieure, et ne tardent pas à être absorbés (1).

---

(1) M. Adams a trouvé ce phénomène tellement constant, qu'il a pris le parti de pousser dans la chambre antérieure de l'œil toutes les espèces de cataractes, même celles
qui sont dures, *consistantes*. Voyez *Practical observations
on diseases of the eye. London,* 1812.

On peut voir, par la première édition de cet ouvrage, que
je suis le premier qui ai mis à profit la connaissance de ce
travail naturel. J'ai reconnu, en outre, que l'absorption
était plus active dans la chambre antérieure de l'œil que
dans la postérieure. Ces observations m'ont conduit à pratiquer l'abaissement avec succès dans des cas qu'on ne croyait
pas susceptibles de guérir par cette méthode. Ce fut à la
même époque que j'eus occasion de me convaincre que le
noyau d'une cataracte *dure* ne parvient que difficilement, et
après un temps considérable, à se dissoudre dans l'humeur
aqueuse; j'ai même été quelquefois obligé d'en pratiquer
l'extraction pour faire cesser les douleurs occasionées par
sa présence, pour dissiper une ophthalmie rebelle, ou arrêter les progrès du resserrement de la pupille, soit que ces
fâcheux résultats dépendissent de la pression, ou des frot-
tements qu'exerçaient les fragments de ce corps étranger
sur l'iris dans les divers mouvements du globe de l'œil.

Si l'on considère tous ces accidents, auxquels M. Adams

Il me paraît plus facile de pousser d'arrière en avant, avec la pointe de l'aiguille, les fragments du cristallin et les lambeaux de la capsule, que d'aller les chercher à travers la chambre antérieure de l'œil, eût-on même obtenu une dilatation artificielle de la pupille par l'application de l'extrait de belladone. *Bachorn* et *Langebeck* ont proposé ce dernier procédé, dont l'exécution deviendrait sur-tout difficile si, dans les divers mouvements de l'aiguille, l'humeur aqueuse

---

ajoute l'ulcération de la cornée, produite par la présence du cristallin dans la chambre antérieure, on ne sera pas tenté, je pense, de généraliser, comme lui, le procédé opératoire que j'indique dans les cas de cataracte caséeuse. Ce serait compliquer inutilement une opération des plus simples, qui a l'avantage de rendre immédiatement la vue au malade, et qu'on exécute, pour ainsi dire, en un clin-d'œil, en plongeant le cristallin dans le corps vitré. Il serait déraisonnable, en effet, de sacrifier tous ces avantages pour exposer le malade à une ophthalmie chronique, au resserrement consécutif de la pupille, etc. Vainement dirait-on que le cristallin enfoncé dans l'humeur vitrée peut remonter. C'est une objection mal fondée, que les auteurs devraient cesser de reproduire. Il remonterait en effet, si l'on se contentait de l'abaisser de haut en bas. Il ne remonte jamais, lorsqu'on le porte dans la partie postérieure et inférieure du corps vitré. Je pense donc que, s'il est avantageux de pousser dans la chambre antérieure les fragments d'une cataracte molle, ou membraneuse, il n'est pas moins nuisible d'appliquer la même méthode aux cataractes dures, *consistantes*.

s'écoulait au-dehors, et permettait à l'iris de s'appliquer contre la cornée.

Quant à la cataracte membraneuse secondaire, nous l'avons dit précédemment, c'est moins une maladie spéciale qu'un des résultats de l'opération dont le succès ne répond pas toujours aux vœux de l'opérateur, soit à cause de la manière dont il l'exécute, soit pour d'autres raisons accidentelles. Cette espèce de cataracte, en effet, n'est le plus souvent formée que par la crystalloïde antérieure, qui n'a pas été déplacée avec le cristallin, ou bien qui n'a pas été suffisamment déchirée pour permettre à la lumière un libre passage.

La cataracte membraneuse secondaire se présente quelquefois sous la forme de petits flocons membraneux, suspendus dans l'humeur de la chambre postérieure, au-delà de la pupille; d'autres fois ce sont de petits lambeaux triangulaires dont la base adhère à la zone ciliaire, et dont le sommet se prolonge vers la pupille. Dans l'un et l'autre cas, il n'est pas nécessaire de soumettre le malade à une nouvelle opération, parce que ces petits corps étrangers, qui d'ailleurs ne privent pas entièrement le malade de la vue, finissent par se retirer et disparaître. Mais la cataracte membraneuse secondaire dépend quelquefois d'un amas de débris membraneux, rassemblés dans la chambre antérieure de l'œil au niveau de la pupille, dont ils bouchent plus ou moins complètement l'ouverture. Le même accident arrive encore, lorsqu'on pousse les lambeaux d'une cataracte membraneuse dans une chambre antérieure, trop étroite pour les contenir; ils reviennent alors en partie dans la chambre postérieure, et ferment nécessairement la pupille. D'autres fois la cataracte secondaire est formée par la crystalloïde antérieure, que l'opérateur a imprudemment épargnée, et qui conserve toutes ses adhérences avec la *zone ciliaire.* Il convient, dans tous ces cas, de recourir à une opération nouvelle. Il est, sans doute, infiniment probable que les flocons membraneux, qui obturent la pupille dans les deux premiers cas, disparaîtraient d'eux-mêmes; mais faut-il laisser le malade privé de la vue pendant des semaines et des mois, lorsqu'on peut la lui rendre en un instant, à l'aide d'une opération aussi facile que peu dangereuse? Dans le dernier cas, il est absolument indispensable de répéter l'opération, parce que la capsule cristalline, conservant toutes ses adhérences avec la zone ciliaire, ne disparaît jamais; elle acquiert, au contraire, de jour en jour, une épaisseur et une opacité plus grandes.

Avant d'opérer une *cataracte membraneuse secondaire*, il faut en reconnaître la nature et le siége. Est-elle formée par un amas de lam-

beaux membraneux détachés de la *zone ciliaire?*
Il faut introduire dans l'œil l'aiguille courbe
avec toutes les précautions précédemment indiquées; lorsqu'elle est parvenue dans la chambre
postérieure, on tourne sa pointe en avant, on
dilacère l'espèce de bouchon opaque qui ob-
strue la pupille, et on en pousse successivement
les débris dans la chambre antérieure, au fond
de laquelle ils se précipitent. On serait tenté de
croire qu'il suffit d'enfoncer dans le corps
vitré toutes ces parcelles membraneuses; mais
l'expérience démontre qu'une telle manœuvre
ne réussit jamais. Ces corpuscules ne restent
dans le corps vitré qu'autant que l'aiguille les
y fixe; dès qu'on la retire, ils reviennent
contre la pupille, comme s'ils étaient entraînés
par un courant; lorsqu'on les pousse, au contraire, dans la chambre antérieure, ils ne re-
montent jamais dans la pupille; on les voit se
déposer dans l'humeur aqueuse, diminuer successivement de volume, et disparaître en quelques semaines (1).

---

(1) Quelques personnes ont l'habitude de faire couler
dans l'œil, la veille de l'opération, une ou deux gouttes
d'une solution de deux grains d'extrait de belladone dans six
gouttes d'eau, ou, ce qui réussit encore mieux, d'une solution d'une drachme d'extrait de jusquiame dans une once
d'eau. Ces topiques dilatent considérablement la pupille.

Lorsque la *cataracte membraneuse secondaire* est formée par la crystalloïde antérieure, ou seulement par quelques vestiges de cette capsule adhérents à la zone ciliaire, l'opérateur dirige en avant la pointe de l'aiguille, et traverse d'arrière en avant le voile membraneux qui offusque la pupille. Si la cataracte est composée de plusieurs lambeaux séparés, l'aiguille doit être poussée entre deux lambeaux voisins; il faut ensuite en diriger la pointe en arrière, et la glisser horizontalement entre la face postérieure de l'iris et la capsule cristalline, jusque près de la zone ciliaire. Arrivé dans ce point, on pénètre dans la capsule cristalline, on tourne de temps en temps l'aiguille entre les doigts pour entortiller la membrane autour de sa pointe, on la déchire ainsi, vers sa circonférence, dans toute l'étendue du disque de la pupille. Si la cataracte est formée de plusieurs lambeaux distincts, il faut les dé-

C'est un avantage, lorsque le cristallin est solide, lorsque sa capsule est disposée à se détacher complètement de la zone ciliaire; mais dans les cas de *cataracte molle friable,* qu'il faut diviser et pousser dans la chambre antérieure, la trop grande dilatation de la pupille est un véritable inconvénient, parce qu'elle permet aux fragments du cristallin ou de sa capsule un retour facile dans la chambre postérieure, où nous savons qu'ils seraient moins promptement absorbés que dans la chambre antérieure.

tacher l'un après l'autre; dans tous les cas, on rassemble ensuite tous les débris opaques, et on les conduit à travers la pupille dans la chambre antérieure de l'œil, comme je l'ai indiqué précédemment. En exécutant toutes ces manœuvres, l'opérateur fera en sorte de ne pas intéresser l'iris. Ce point mérite une attention sérieuse; car la blessure de cette membrane peut seule être la cause de quelques accidents; lorsqu'on l'évite, l'opération n'a jamais de suites fâcheuses, malgré le nombre et la durée des mouvements dont elle se compose. Dans certains cas de cataracte membraneuse, on voit la pupille s'allonger ou prendre une forme irrégulière au moindre mouvement qu'on imprime à l'aiguille. Ce phénomène indique que la crystalloïde antérieure a contracté des adhérences avec la face postérieure de l'iris; l'opérateur doit alors redoubler d'attention et de soins, et mouvoir légèrement l'aiguille dans tous les sens pour séparer les deux membranes adhérentes, sans dilacérer l'iris, ni la détacher du cercle ciliaire.

Le procédé opératoire que nous venons de décrire est encore celui qu'il convient d'adopter dans les cas de cataracte membraneuse secondaire, produite par l'opacité de la crystalloïde postérieure. Pour s'en convaincre, il suffit de remarquer que ce feuillet membraneux ne conserve jamais sa position profonde après la dépression du cristallin ; poussé d'arrière en avant par l'humeur vitrée, il s'approche de l'iris, et s'engage même dans la pupille. Pour débarrasser cette dernière de l'espèce de bouchon qui l'offusque, il suffit d'imprimer à la pointe de l'aiguille un mouvement d'arrière en avant, pour pousser dans la chambre antérieure toutes les parties opaques. Cette manœuvre est d'autant plus facile, que la crystalloïde postérieure, isolée de la *zone ciliaire*, n'adhère jamais beaucoup à la membrane hyaloïde : elle ne peut tenir assez fortement qu'au tronc délié de l'artère centrale.

La même opération s'applique également bien aux cas de cataracte *primitivement membraneuse*. Cette espèce est rare ; le plus souvent congénitale, on ne la rencontre guère que chez les enfants, ou chez les adolescents qui n'ont pas dépassé leur vingtième année. Elle conserve toujours une certaine transparence, et présente, jusqu'à un certain point, l'aspect d'une toile d'araignée. On aperçoit sur sa partie centrale, ou sur un point de sa circonférence, une tache blanchâtre produite par la présence des vestiges du cristallin, qui, dans cette singulière espèce de cataracte, s'atrophie et se réduit à un tubercule opaque, dont le volume ne dépasse pas celui d'une tête d'épingle ; quelquefois même il disparaît entièrement. Enfin, la *cataracte membraneuse primitive* offre, pour dernier trait caractéristique, la présence de plusieurs lignes opaques entrelacées dans tous les sens, qui lui donnent l'aspect des tissus réticulaires.

Tenter d'abaisser cette espèce de cataracte, se-rait tenter une chose impossible. D'ailleurs, tout ce qu'on parviendrait à enfoncer dans le corps vitré ne tarderait pas à remonter et à reparaître derrière la pupille. Le parti le plus sûr consiste à déchirer la capsule opaque avec la pointe re-courbée de l'aiguille, et à conduire successi-vement tous les lambeaux dans la chambre an-térieure ; déposés dans l'humeur aqueuse, ils seront absorbés avec elle, et disparaîtront dans l'espace de trois semaines.

Le traitement consécutif à l'opération de la cataracte par abaissement n'exige d'autre appli-cation locale que celle d'un linge sec, attaché avec une épingle au bonnet du malade. On fait coucher ce dernier dans une chambre ob-scure, et on lui recommande de tenir sa tête légèrement élevée. S'il se plaint, immédiatement après l'opération, d'éprouver une vive chaleur dans l'œil et les paupières, on applique sur ces parties un plumasseau recouvert d'un mélange de blanc d'œuf et d'eau de roses, qu'on a fait mousser, en le battant avec un morceau d'alun. Si, malgré ce topique, la douleur et le gonfle-ment des paupières augmentent, il faut recou-vrir l'œil d'un sachet d'herbes émollientes, et s'opposer, par tous les moyens connus, aux progrès de l'inflammation.

Quelques préparations qu'on fasse subir aux malades avant de les opérer, on voit quelquefois, chez les personnes douées d'une extrême sensibilité, chez les hypocondriaques et les femmes hystériques, on voit, dis-je, se manifester, peu de temps après l'opération, diverses affections nerveuses, tels que des vomissements, de violentes migraines, des tremblements et des frissons par tout le corps. Je ne connais pas de moyen plus efficace, pour calmer ces troubles nerveux, qu'un lavement composé de huit onces d'une décoction de camomille avec addition de deux grains d'opium. Il est inutile de vouloir faire avaler aux malades des potions opiacées : ils n'en peuvent supporter aucune.

Les personnes faibles et craintives tombent assez souvent, vers le troisième ou le quatrième jour qui suivent l'opération, dans un état fébrile, caractérisé par l'augmentation de la chaleur générale, remarquable sur-tout pendant la nuit et par divers symptômes gastriques, tels que l'amertume de la bouche, une disposition continuelle au vomissement, des douleurs de tête, la tension des hypocondres, des flatuosités, un malaise général, l'insomnie. Un léger purgatif et des lavements réitérés suffisent ordinaiment pour calmer tous ces accidents et prévenir l'invasion de l'ophthalmie. Quant au régime, il doit être extrêmement rigoureux dans le plus grand nombre des cas; les bouillons seuls peuvent être permis pendant les premières vingt-quatre heures qui suivent l'opération. Cette règle néanmoins souffre d'assez nombreuses exceptions. Il y aurait du danger à la suivre chez les vieillards, chez les sujets affaiblis et disposés aux convulsions; ces malades ne peuvent supporter une diète aussi rigoureuse, qui aurait l'inconvénient grave de faire naître, ou de renouveler des affections nerveuses. Il faut alors permettre des soupes légères, ou quelque autre aliment liquide, répété à des intervalles rapprochés.

Il ne faut jamais, sans de graves motifs, ouvrir l'œil du malade, ni même l'exposer à l'influence de la lumière, avant le troisième jour qui précède l'opération. Mais il est utile de séparer, matin et soir, les deux paupières, et de les laver doucement avec une éponge imbibée d'eau simple, pour les empêcher de s'agglutiner.

Lorsque les deux yeux sont simultanément affectés de cataracte, faut-il les opérer le même jour? n'est-il pas plus avantageux de n'en opérer qu'un seul, et d'attendre qu'il soit guéri pour agir sur l'autre? L'expérience démontre que ce dernier parti est le plus sûr, et qu'il retarde à peine l'époque de la guérison. J'ai eu souvent l'occasion de me convaincre que les symptômes qui suivent la seconde opération sont toujours moins graves que ceux qui ont accompagné la première. Ce résultat tient-il a la sécurité des malades, qui ne redoutent plus une opération dont ils ont appris à connaître la douceur et la simplicité ? dépendrait-il de ce que les yeux seraient moins sensibles, moins irritables, lorsque l'un d'entr'eux a déja subi l'action des instruments? Je ne puis me permettre de décider. Toujours est-il certain que j'ai vu plusieurs fois, chez des sujets hypocondriaques et chez des femmes hystériques, une première opération, quoique des plus simples, déterminer des convulsions générales ou bornées à la tête et à l'œil opéré, la dilatation, l'immobilité de la pupille et la paralysie presque complète du nerf optique correspondant; tandis que la seconde opération, pratiquée quinze jours après, ne donnait lieu à aucun accident remarquable.

Lorsqu'il ne se manifeste aucun symptôme grave après l'opération de la cataracte (chose ordinaire, lorsqu'on se conforme aux règles que nous avons tracées), dix ou douze jours suffisent ordinairement pour la guérison du malade. Après ce temps, il peut se servir de l'œil opéré; mais il importe qu'il ne l'exerce pas, jusqu'au point de le fatiguer. Il devra surtout éviter de l'exposer tout-à-coup à une vive lumière.

Il me paraît inutile de consigner ici l'histoire particulière de quelques malades guéris de cataractes cristallines, à l'aide de l'opération que j'ai décrite; je ne crois pas non plus devoir rapporter des observations détaillées, relatives à la guérison de *cataractes laiteuses*, *caséeuses*, absorbées dans les chambres de l'œil. Tous les ouvrages publiés sur les maladies des yeux sont remplis de faits de ce genre. Je me bornerai donc à rapporter quelques histoires de *cataractes membraneuses secondaires*, dont le résultat démontre clairement l'efficacité du moyen que j'ai proposé pour les guérir; je le ferai d'autant plus volontiers, que ce sont les cas de cette nature qui fournissent aux partisans de l'abaissement leurs plus solides arguments.

Septième observation.

Un paysan, âgé de cinquante ans, auquel, trois ans auparavant, j'avais déprimé avec succès une cataracte de l'œil gauche, vint me prier de lui faire la même opération sur l'œil droit. Ce dernier paraissait contenir une cataracte de bonne nature, c'est-à-dire *dure*, *consistante*, comme avait été celle de l'œil gauche. La pu-

pille de l'œil affecté jouissait de ses mouvements naturels, et le malade conservait encore
la faculté de distinguer, avec le même œil, le
pourtour des corps; la chambre antérieure de
l'humeur aqueuse était tellement vaste de l'un
et l'autre côté, que je ne me rappelle pas
d'en avoir jamais vu de semblable. Les paupières de l'œil que je devais opérer étaient
légèrement tuméfiées, et habituellement couvertes de chassie; pour faire disparaître cette
complication, j'engageai mon malade à se faire
appliquer un vésicatoire à la nuque, et à se
soumettre, pendant quinze jours, à l'usage fréquemment répété du collyre vitriolique. Ce traitement eut l'effet que j'en attendais : les deux
paupières reprirent entièrement leur état naturel. Après ce traitement préparatoire, j'entrepris l'opération. Je trouvai, contre mon attente, le cristallin un peu mou ; je parvins
toutefois à l'écarter de l'axe visuel, et à l'enfermer profondément dans le corps vitré; je ne
retirai mon aiguille que lorsque la pupille me
parut entièrement nette : il ne survint aucun
accident remarquable, après l'opération. Le onzième jour, je permis au malade de quitter le
lit et de commencer à se servir de son œil
droit. Il me dit qu'il ne voyait plus aussi clairement avec cet œil que pendant les premiers
jours qui suivirent l'opération. J'examinai la

pupille à un beau jour, et je m'aperçus qu'elle était occupée, dans plus de la moitié, de son étendue, par un voile membraneux, blanchâtre et irrégulier. L'iris du même œil offrait de singulières oscillations, qui portaient alternativement cette membrane en avant et en arrière à chaque mouvement de l'organe.

Sans plus tarder, j'introduisis de nouveau mon aiguille dans l'œil droit; je m'aperçus de suite, en le soulevant avec la pointe de cet instrument, que le corps opaque que je voyais à travers la pupille était plus considérable que son volume apparent ne me l'avait fait supposer. Heureusement il n'adhérait pas aux parties voisines; aussi parvins-je aisément à l'amener au niveau de la pupille, et à le pousser, petit à petit, dans la chambre antérieure de l'humeur aqueuse. Il se déposa de suite au fond de cette cavité, qui, comme je l'ai dit, avait des dimensions énormes. Ce corps membraneux avait le volume d'un grain de froment; il s'atrophia, et disparut néanmoins dans le cours de vingt-cinq jours. Pendant toute la durée de son séjour dans la chambre antérieure, il ne mit aucun obstacle à la vision, et ne fut la source d'aucune incommodité.

Les dimensions et la forme de ce corps membraneux me portent à croire que ce n'était autre chose que la capsule cristalline, qui, séparée

complètement de la zone ciliaire, s'était, par
une rare combinaison de circonstances, soustraite à l'aiguille, au moment où j'enfonçais le
cristallin dans le corps vitré; restée libre dans
la chambre postérieure, elle ne parut derrière
la pupille que lorsqu'elle eut perdu sa transparence.

Huitième observation.

Une pauvre femme, maigre et hystérique,
vint dans cet hôpital pour être opérée de
deux cataractes qu'elle portait depuis plusieurs
années. La couleur de ces cataractes offrait, sur
un fond bleuâtre, des lignes blanches irrégulièrement distribuées; on ne voyait pas, au-delà
de la pupille, cette convexité que présente ordinairement le cristallin lorsqu'il est opaque;
la pupille de chaque œil jouissait de ses mouvements naturels, et la malade conservait la faculté de distinguer le pourtour des objets qu'on
lui présentait. La circonstance la plus défa-
vorable au succès de l'opération, était la peti-
tesse extraordinaire et l'enfoncement des yeux,
et sur-tout l'étroitesse singulière de la chambre
antérieure. Quant à l'irritabilité générale de la
malade, j'espérais qu'il suffirait, pour la calmer, de soumettre cette pauvre femme, pendant
quelques jours, à l'usage de la valériane et du

quinquina, et de substituer des aliments de bonne nature à ceux dont elle avait fait usage jusqu'alors.

Après une préparation d'un mois, je commençai par opérer l'œil gauche : j'introduisis mon aiguille entre la face postérieure de l'iris et la cataracte ; mais je n'eus pas plutôt pénétré dans la capsule cristalline, que je la vis se froncer et former différents plis sous l'instrument. Ce phénomène m'avertit que le cristallin n'existait plus. Il était, en effet, remplacé par une petite quantité d'une matière glutineuse, qui se répandit dans l'œil sans cependant le troubler, de manière à m'empêcher de continuer l'opération. Il est des auteurs qui appelleraient cette maladie *atrophie du cristallin.* Je me bornai à déchirer la capsule cristalline, et j'en poussai successivement les lambeaux dans la chambre antérieure ; mais je ne pus parvenir à les placer tous dans cette cavité, dont l'étroitesse était extrême. Immédiatement après l'opération, la malade fut prise d'une violente affection spasmodique de la tête, accident très-commun chez les hystériques ; mais le calme se rétablit aussitôt qu'elle eut pris un lavement composé avec la décoction de camomille et deux grains d'opium. Il ne survint pas d'ophthalmie violente.

Le quatrième jour après l'opération, la malade distinguait assez bien les objets; mais ce succès fut de courte durée. Les portions de capsule, qui n'avaient pu trouver place dans la chambre antérieure, se rassemblèrent derrière lui, et formèrent une sorte de bouchon opaque qui s'engagea dans la pupille, et finit par en boucher complétement l'ouverture; la vue que la malade avait un instant recouvrée s'affaiblit de jour en jour, et s'éteignit entièrement, le dix-huitième jour après l'opération.

Pour rétablir cette fonction, il fallait évidemment recourir à une nouvelle opération, et pousser dans la chambre antérieure le bouchon opaque qui fermait la pupille; mais il n'y avait pas de place dans cette chambre, encore occupée par les premiers flocons membraneux; j'attendis l'entière disparition de ceux-ci: elle s'effectua dans l'espace de huit jours; alors j'introduisis de nouveau mon aiguille dans l'œil, et poussai dans la chambre antérieure tous les restes de la cataracte. Cette cavité se trouva de nouveau remplie jusqu'au niveau de la pupille. Les premiers lambeaux membraneux que j'avais déplacés donnaient peu de prise à l'aiguille, à cause de leur extrême ténuité; mais il n'en fut pas de même des autres qui s'étaient gonflés pendant leur séjour dans l'humeur aqueuse; je saisis et déplaçai ces derniers avec la plus grande facilité. Cette remarque, qui n'est certainement pas sans importance, s'applique à tous les cas semblables.

Cette seconde opération détermina, comme la première, une affection spasmodique de la tête; un lavement opiacé la fit également disparaître.

Le vingt-huitième jour, la malade distinguait assez bien les objets qu'on lui présentait. Tous les flocons membraneux qui remplissaient la chambre antérieure disparurent entièrement; la pupille recouvra, dans toute l'étendue de son disque, sa transparence et sa netteté naturelles.

Neuvième observation.

Barthélemi Zucchi, homme robuste de Calvairate, âgé de quarante-cinq ans, atteint de deux cataractes, vint dans cette école de chirurgie, le 28 avril de l'année 1793. Ses yeux étaient petits et enfoncés.

J'opérai d'abord l'œil gauche, dans lequel je trouvai une *cataracte molle, caséeuse.* Après avoir déchiré la capsule cristalline, et réduit en pièces la substance pultacée du cristallin, j'en poussai tous les fragments dans la chambre antérieure, qui se trouva remplie jusqu'au niveau de la pupille. L'opération ne fut suivie d'aucun symptôme grave; le dixième jour, les flocons opaques déposés dans la chambre antérieure avaient perdu la moitié de leur volume, et le malade voyait assez distinctement avec l'œil gauche.

Alors j'opérai le droit, dans lequel je trouvai une cataracte consistante; je déchirai amplement la crystalloïde antérieure, et enfonçai profondément le cristallin dans le corps vitré. Quinze jours après cette opération, l'œil droit supportait aisément la lumière, et les flocons déposés dans la chambre antérieure de l'œil gauche avaient entièrement disparu. Le malade sortit de l'hôpital, peu de temps après, parfaitement guéri.

Dixième observation.

Maria Spigoletti, âgée de quarante ans, avait l'œil gauche cataracté depuis deux ans; le cristallin de l'œil droit perdait de jour en jour sa transparence; il y avait, en outre, chez cette femme tuméfaction des paupières et abondante sécrétion de chassie. Je la purgeai avec le sel amer; je lui fis ensuite appliquer un large vésicatoire à la nuque, et la soumis à l'usage de l'onguent ophthalmique de Janin.

Après un mois de ce traitement préparatoire, je voulus déprimer la cataracte de l'œil gauche; mais je m'aperçus qu'elle était muqueuse. Je me contentai de déchirer la capsule cristalline et de la réduire en lambeaux, que je poussai successivement dans la chambre antérieure; je parvins de cette manière à rendre à la pupille toute sa transparence.

Il n'y eut d'autres symptômes consécutifs, qu'une légère ophthalmie presque entièrement bornée à la conjonctive palpébrale; l'application de sachets d'herbes émollientes et des lotions d'eau végéto-minérale la firent disparaître en une semaine.

Dans l'espace d'un mois, tous les lambeaux membraneux déposés dans la chambre antérieure, et dont la présence eût pu faire croire à l'existence d'un hypopion, se ramollirent et disparurent entièrement. La malade quitta l'hôpital après avoir complètement recouvré la vue de l'œil gauche.

Onzième observation.

Un paysan, âgé de soixante-six ans, nommé Giovanni Alberti, vint dans cette école de chirurgie pratique, pour y être opéré de deux cataractes.

Je commençai par opérer l'œil gauche, dans lequel je trouvai le cristallin consistant; je pus facilement l'écarter de l'axe visuel et l'enfoncer dans le corps vitré; mais, après avoir exécuté ce mouvement, je m'aperçus qu'il restait au niveau de la pupille un voile membraneux opaque; c'était sans doute une portion de la crystalloïde antérieure qui n'avait pas été suffisamment déchirée. Je me hâtai de reporter mon aiguille en avant, pour dilacérer cette capsule dans toute l'étendue du disque de la pupille, et pour en faire passer les lambeaux dans la chambre antérieure. Il ne survint aucun accident remarquable, et le malade recouvra la vue de cet œil.

Douze jours après, j'opérai l'œil droit. Cette seconde opération présenta exactement les mêmes circonstances que la première. Après la dépression du cristallin, un lambeau de la crystalloïde antérieure parut au niveau de la pupille. Ce n'est pas que cette capsule se fût entiè-rement soustraite à l'action de l'aiguille, mais elle n'avait pas été assez déchirée pour être entraînée tout entière dans le mouvement d'a-baissement. Je reportai la pointe de l'aiguille en avant, pour dilacérer ce voile membraneux, et faire passer les lambeaux dans la chambre antérieure; je répétai ces manœuvres, jusqu'à ce que la pupille eût recouvré sa transparence dans toute son étendue. Un mois après cette opération, tous les flocons déposés dans les deux chambres antérieures de l'humeur aqueuse avaient complètement disparu, et le malade avait parfaitement recouvré la vue.

Douzième observation.

Paule Guagnini, de Sale, âgée de quarante-cinq ans, faible et sujette à de violents accès d'hystérie, avait l'œil gauche cataracté depuis quelques années, et voyait confusément de l'œil droit, dont le cristallin commençait à s'obscurcir. Il y avait, de plus, chez cette femme, relâchement des deux conjonctives, avec tuméfaction des paupières et abondante sécrétion de chassie. Je lui fis appliquer un vésicatoire à la nuque, et lui ordonnai de se laver fréquemment les yeux, pendant quinze jours, avec le collyre vitriolique. Le gonflement et la sécrétion vicieuse des paupières disparurent sous l'influence de ce traitement. En même temps je fis prendre, matin et soir, à la malade, vingt grains de valériane avec une drachme de quinquina, pour réparer ses forces et calmer l'extrême sensibilité dont elle était douée.

Je l'opérai le 21 novembre de l'année 1795. Je n'eus pas plutôt enfoncé mon aiguille dans la cataracte, pour la saisir et l'écarter de l'axe visuel, qu'elle se déchira comme une vésicule : à l'instant même parut un nuage laiteux dans les deux chambres de l'œil. Je pus encore distinguer les vestiges du cristallin, et les enfoncer dans le corps vitré ; je ramenai ensuite l'aiguille vers la pupille pour déchirer la crystalloïde antérieure, dont je poussai successivement les lambeaux dans la chambre antérieure.

La malade ne donna aucun signe de douleur pendant l'opération, et passa tranquillement les trois jours suivants ; mais le quatrième, elle fut prise d'un violent accès d'hystérie, avec suffocation, convulsions générales, délire furieux : accidents dont je redoutais quelque funeste conséquence; néanmoins l'œil opéré n'éprouva pas la moindre altération, et le lendemain je fus agréablement surpris, en voyant que la pupille était parfaitement nette et que la malade distinguait jusqu'aux plus petits objets.

Le dixième jour, elle fut en état de quitter le lit et de se servir de l'œil opéré pour regarder les corps faiblement éclairés.

Les flocons membraneux déposés dans la chambre antérieure commençaient à diminuer; toute cette masse opaque, qui simulait un hypopion, avait entièrement disparu, le trentedeuxième jour. La malade sortit de l'hôpital parfaitement guérie. L'usage non interrompu de la racine de valériane et du quinquina, quelques cuillerées d'une infusion de camomille, de liqueur de corne de cerf succiné et d'eau de cannelle, administrées, chaque jour, avaient diminué la fréquence et l'intensité des accès hystériques.

NOTE.

Le chapitre qu'on vient de lire est exclusivement consacré
à la description de l'opération de la cataracte par abaissement. Cette méthode, sil faut en croire l'auteur, est infinj-
ment préférable à l'extraction, et s'applique avec un égal
avantage à tous les cas, à toutes les complications; mais
les preuves qu'il apporte à l'appui de son opinion sont-elles
bien concluantes? M. Scarpa pratique exclusivement l'abaissement; ses succès sont nombreux, il est à peine des difficultés pour une main aussi habile que la sienne : donc
sa méthode est préférable à toute autre. Voilà son raisonnement. On ne peut se dissimuler que la question de
savoir lequel vaut mieux d'abaisser ou d'extraire le cristallin, dans l'opération de la cataracte, ne soit encore fort
incertaine ; il est même douteux qu'on parvienne sitôt à la
résoudre d'une manière satisfaisante, à moins que les opérateurs ne cessent de s'adonner exclusivement à l'une des
deux méthodes, et de présenter leurs succès comme autant
d'objections contre celle dont ils ne se sont pas déclarés les
partisans. Il y aurait, ce semble, un autre moyen d'arriver
à des notions précises; ce serait de comparer les résultats
qu'obtiennent les hommes qui pratiquent exclusivement l'extraction, avec ceux obtenus par les partisans de la méthode
contraire. Mais un tel rapprochement est plus spécieux que
solide; car ne sait-on pas que les écrivains, toujours em-
pressés de publier leurs succès, parlent rarement de leurs
revers ? Toutefois, s'il faut en croire *Davil,* sur deux cent
six malades auxquels il pratiqua l'opération de la cataracte
par extraction, cent quatre-vingt-deux recouvrèrent la vue.
Sharp guérit la moitié de ses malades, et *Richter* en guérit
sept sur dix. Quant aux succès obtenus par les chirurgiens

qui pratiquaient l'abaissement avant M. Scarpa, il paraît
qu'ils étaient fort rares. M. Sabatier rapporte dans sa Médecine opératoire, tome III, que, sur cent malades opérés,
suivant cette méthode, un seul recouvra la vue. Il est
vrai que les procédés des oculistes de son temps étaient
beaucoup moins parfaits que celui du savant professeur
de Pavie.

S'il était permis de suppléer aux faits par des raisonne-
ments, nous n'hésiterions pas à plaider en faveur de l'extraction. Il nous semble qu'une opération dans laquelle on
n'intéresse que la cornée transparente et la capsule cristalline, tissus à peine sensibles, doit, toutes choses égales
d'ailleurs, déterminer des accidents moins graves que la
lésion de la choroïde, de la rétine, des procès ciliaires, etc.
Mais essayons de comparer l'extraction et l'abaissement,
comme méthodes générales, sous le double rapport de l'exécution, et des accidents, soit primitifs, soit consécutifs. On ne
cesse de répéter qu'il est plus facile d'abaisser le cristallin
que de l'extraire. Cela est vrai, s'il ne s'agit que des cas
les plus simples; mais en est-il ainsi, lorsque la cataracte
est membraneuse, caséeuse, ou très-dure; lorsque la crystalloïde antérieure adhère à la face postérieure de l'iris?
Dans le premier cas, M. Scarpa conseille de déchirer la
capsule cristalline et d'en pousser les lambeaux dans la
chambre antérieure : Il faut convenir que le précepte est ici
plus facile que l'exemple. Dans le second cas, l'état caséeux du cristallin n'ajoute nullement aux difficultés de l'extraction ; croira-t-on qu'il soit alors facile de diviser ce
corps avec la pointe d'une aiguille, pour en pousser les divers fragments à travers la pupille? Lorsque le cristallin est
très-dur, et en quelque sorte impénétrable (circonstance in-
différente dans l'opération par extraction), on le voit glisser
sous la tige de l'aiguille, sans qu'il soit possible de le saisir
pour le déprimer et le porter en arrière. N'est-on pas ex-

posé à détacher l'iris du cercle ciliaire toutes les fois que la capsule cristalline a contracté des adhérences avec cette membrane ? Enfin, dans l'opération par abaissement, l'humeur aqueuse peut perdre, subitement sa transparence, soit que l'aiguille ait déchiré quelque vaisseau sanguin, soit qu'un liquide purulent, contenu dans la membrane cristalline, s'épanche dans les chambres de l'œil; alors l'instrument et le cristallin se dérobent aux regards de l'opérateur, qui n'agit plus qu'au hasard, incertain de savoir s'il déprime une cataracte ou s'il déchire inutilement des parties saines.

On voit donc que, si l'extraction est une opération assez délicate, l'abaissement présente aussi ses difficultés. C'est à tort, selon nous, qu'on voudrait accorder à l'une de ces deux méthodes une préférence absolue. Il est, en effet, telle cataracte qu'il est plus facile d'extraire que d'abaisser; telle autre, au contraire, présente des conditions opposées. La question serait infiniment simplifiée, s'il était possible de reconnaître *a priori* la nature de la cataracte; mais malheureusement tous les signes sur lesquels repose le diagnostic des espèces sont encore trop peu certains pour servir de guide au praticien.

Quant aux accidents primitifs qui peuvent compliquer l'opération de la cataracte, remarquons que la douleur est toujours nulle dans l'extraction : il en est le plus souvent ainsi dans la méthode opposée; mais s'il arrive que l'on blesse l'un des nombreux filets nerveux qui longent la sclérotique et la choroïde pour se jeter dans le cercle ciliaire, si sur-tout l'un de ces nerfs est incomplètement divisé, alors la douleur est très-vive, peut se prolonger pendant plusieurs jours, et devenir la cause d'accidents très-graves. On reproche à l'opération par extraction plusieurs inconvénients qui lui sont propres : les principaux sont l'écoulement de l'humeur vitrée, la blessure de l'iris et les cicatrices de la cornée. Il est rare qu'on puisse prévenir l'écoulement de l'humeur vitrée chez les individus dont les yeux sont très-gros et très-saillants; mais c'est plutôt un avantage qu'un inconvénient. Il ne faut même pas désespérer du succès, lorsqu'on a vu sortir, pendant l'opération, une quantité considérable de cette humeur. Toutes les fois que l'œil n'offre point un volume extrême, l'issue de l'humeur vitrée est un accident très-rare, qu'il faut moins reprocher à l'opération qu'à l'opérateur. Quant à la blessure de l'iris, cette membrane peut être lésée par l'instrument, ou détachée du cercle ciliaire au moment où le cristallin s'engage à travers la pupille; mais le premier accident arrive très-rarement, lorsqu'on incise séparément la cornée transparente et la capsule cristalline; le second appartient plus à l'abaissement qu'à l'extraction. Remarquons, au reste, que la blessure de l'iris n'est jamais un accident très-fâcheux; il ne peut en résulter qu'une double pupille, ou des irrégularités dans la forme de la pupille naturelle. Cette dernière circonstance n'a aucune influence sur la vision; la première, quoique plus grave, ne produit cependant pas nécessairement la cécité. Ce qu'on a dit de la cicatrice de la cornée mérite à peine une réfutation; le plus souvent elle est à peine visible : placée d'ailleurs vers la circonférence, comment pourrait-elle troubler la vision? On voit donc que la plupart des inconvénients qu'on reproche à l'opération de la cataracte par extraction n'ont pas la gravité qu'on se plaît à leur attribuer et ne sont même, dans le plus grand nombre des cas, que le résultat de l'imprudence ou de l'impéritie de l'opérateur. Ne serait-ce pas avec plus de fondement qu'on pourrait adresser d'autres reproches à la méthode opposée? 1° la lésion des nerfs ciliaires ; 2° la piqûre d'une artériole, d'une veine, et par suite une hémorragie interne, quelquefois assez considérable pour amener la distension et l'inflammation du globe de l'œil; 3° le cristallin enfoncé peut contondre et déchirer la rétine, ou, peser sur cette membrane au point de déterminer des douleurs continuelles et une amaurose complète; 4° enfin, ce corps opaque peut remonter, reprendre sa situation première, et forcer le malade de recourir à une opération nouvelle plus ou moins hasardeuse. Nous conviendrons que ces accidents sont assez rares; mais ils sont trop graves pour ne pas inspirer de justes craintes.

Le plus redoutable des accidents qui peuvent se manifester à la suite de l'opération de la cataracte, est sans contredit l'inflammation violente de l'œil, qui produit l'obscurcissement de la cornée, ou d'autres désordres irréparables. Mais il est difficile de déterminer si cet accident est plus à craindre à la suite de l'extraction qu'après l'abaissement : on conçoit toutefois que la section d'une membrane insensible, jointe à l'évacuation partielle de l'œil, doit être une cause d'irritation moins vive que la piqûre de la choroïde et de la rétine, le déchirement de la membrane hyaloïde, une sorte de distension du globe oculaire. Mais gardons-nous de donner des conjectures vraisemblables pour des vérités démontrées ; convenons, au contraire, que l'expérience, qu'il serait cependant si facile de consulter, ne nous a encore rien appris de positif sur la question de savoir quelle est, dans l'opération de la cataracte, la méthode qui dispose le moins aux accidents inflammatoires, question des plus importantes, dont la solution fixerait inévitablement l'incertitude des praticiens sur la valeur absolue des deux méthodes qui partagent aujourd'hui leur approbation. On voit que nous ne pouvons nous défendre d'une sorte de prévention en faveur de l'extraction; mais, si cette méthode nous paraît préférable dans le plus grand nombre de cas, nous conviendrons avec franchise qu'il est des circonstances qui la rendent non-seulement inférieure à la méthode opposée, mais même tout-à-fait inadmissible. Énumérons les principales : 1° lorsque l'œil est extrêmement enfoncé dans l'orbite, conformation qui permet à peine la section de la cornée; 2° lorsque la pupille est trop étroite pour livrer facilement passage au cristallin (nous supposons que ce rétrécissement est rebelle aux applications narcotiques , à l'extrait de belladone, etc.); 3° lorsque l'œil est très - gros et très - bombé , l'incision de la cornée est facile ; mais l'issue d'une certaine quantité d'humeur vitrée est presque inévitable, et quoique cet accident ne soit pas ordinairement fort grave, encore est-il bon de l'éviter; 4° lorsque la cornée est trop petite, et qu'on a quelques raisons de croire que le cristallin est volumineux. Mais, d'une autre part, il n'est pas douteux que l'extraction ne soit préférable à l'abaissement, toutes les fois que la cataracte est molle, caséeuse ou très-dure; lorsque la capsule cristalline a contracté des adhérences avec la face postérieure de l'iris, etc. On ne peut donc agiter la question de prééminence entre les deux méthodes que pour les cas ordinaires, sans oublier qu'il est des circonstances qui militent en faveur de l'une ou de l'autre dans certains cas particuliers.

L'autorité du professeur de Pavie n'en a point imposé aux chirurgiens des autres contrées de l'Europe. Le plus grand nombre de ces derniers pratiquent même exclusivement l'extraction, dont ils apprécient chaque jour les heureuses conséquences. A Paris, MM. les professeurs *Boyer* et *Roux* n'ont recours à l'abaissement que dans les cas qui réclament impérieusement cette méthode : il en est de même des oculistes *Wenzell* et *Demours*. Le célèbre *Beer*, de Vienne, est un des partisans les plus éclairés de l'extraction. Il pratique rarement, soit la dépression simple, soit la dépression avec renversement du cristallin, qu'il nomme la *réclinaison ;* soit, enfin, la discision ou *kératoniris*. Beaucoup de chirurgiens anglais viennent d'adopter, pour certains cas, cette dernière méthode, dont on a singulièrement exagéré les avantages en Allemagne. La méthode par extraction a donc pour elle une majorité de suffrages qui ne paraît pas douteuse; mais nous répéterons qu'une majorité de faits serait encore d'un plus grand poids.

Au reste, nous l'avons dit plus haut, il ne peut être question d'une prééminence absolue entre les deux méthodes dont nous venons de faire le parallèle. Nous avons déja signalé plusieurs cas auxquels l'abaissement est exclusivement applicable, et d'autres qui réclament plus particulièrement l'extraction. Malheureusement on ne sait, le plus souvent, quelle est la méthode qu'il aurait fallu préférer (que lorsqu'il n'est plus temps), puisqu'il est impossible de distinguer *a priori* toutes les espèces et toutes les variétés de cataracte. Le diagnostic de cette maladie présente, sous ce rapport, une imperfection réelle. Vainement plusieurs auteurs ont-ils voulu assigner aux cataractes cristallines, membraneuses, dures, caséeuses, molles, etc., des caractères invariables: l'expérience a mille fois démontré la futilité de toutes ces distinctions subtiles. Faut-il croire, sur la foi des chirurgiens allemands et des élèves de Beer, que ce savant soit parvenu à distinguer *a priori* les différentes espèces de cataracte? Il en admet trois espèces principales : 1° la cataracte lenticulaire; 2° la cataracte capsulaire; 3° la cataracte capsulo-lenticulaire. La première, selon lui, est toujours d'un gris jaunâtre assez obscur, plus foncé vers son centre qu'à sa circonférence; sur sa partie antérieure se projette une ombre circulaire formée par le bord pupillaire de l'iris dont on aperçoit en outre la couleur noire : elle ne gêne pas les mouvements de l'iris, et paraît assez éloignée de cette membrane; elle se développe lentement, n'offre jamais de taches blanches, et n'intercepte pas complètement la vue. La cataracte capsulaire ne se développe pas du centre à la circonférence comme la précédente; elle offre, au contraire, dans son principe, des taches ou plutôt des stries blanchâtres, luisantes, qui semblent partir du pourtour de la capsule cristalline; sa couleur, toujours assez claire, n'a point une teinte uniforme: on n'aperçoit pas, sur la face antérieure de la cataracte capsulaire, l'ombre circulaire de l'iris, que nous avons dit se projeter sur la cataracte cristalline; on voit seulement le bord noir de la pupille. Cette différence tient à la situation de la capsule opaque, qui touche à la face postérieure de l'iris. Beer distingue trois variétés de cataracte capsulaire: *A*, la cataracte capsulaire antérieure, qui présente un assemblage de stries, dont les unes sont blanches comme la craie, et les autres luisantes comme la nacre; *B*, la cataracte capsulaire postérieure, qui n'offre jamais ces taches blanches, et qui paraît concave et plus profondément située; *C*, la cataracte capsulaire parfaite, qui remplit la chambre postérieure, paraît adhérente à l'uvée, et pousse même l'iris en avant. La cataracte capsulo-lenticulaire est en partie blanche comme la craie, en partie luisante comme la nacre. Ces deux couleurs paraissent superposées dans divers points; l'iris est immobile, la chambre postérieure n'existe plus, la chambre antérieure elle-même est considérablement diminuée, l'iris est bombé en avant, le malade distingue difficilement la lumière. Dans certains cas, la crystalloïde antérieure donne naissance à des excroissances diversement figurées; il en résulte plusieurs variétés qui forment autant de subdivisions de la même espèce: Beer les nomme cataracte capsulo-lenticulaire *marmorea*, *fenestrata*, *stellata*, *centralis*, *punctata*, *dimidiata*, etc. Tels sont les caractères extérieurs que le professeur de Vienne assigne aux principales espèces de cataracte. Nous avouerons que nous doutons un peu de leur importance pratique. M. le docteur *Muller*, qui nous a communiqué ces détails, assure néanmoins qu'ils trompent rarement un œil exercé. Nous renvoyons, au reste, pour de plus amples développements sur cette matière, à un Traité des maladies des yeux, qui doit bientôt paraître à Paris; celui de *Weller*, traduit par MM. *Muller*, docteur en médecine, de Vienne, et *Kapeller*, médecin en chef de l'hôpital Saint-Antoine.

Avant *Beer*, *Richter* avait beaucoup insisté sur le diagnostic des diverses espèces de cataracte. Selon cet auteur, la cataracte *consistante*, *dure* est toujours très-petite; elle a une couleur cendrée jaunâtre ou brunâtre. L'espace qu'on aperçoit entre elle et le contour de la pupille paraît fort considérable; l'iris jouit de tous ses mouvements; le malade distingue la lumière des ténèbres et les objets fortement éclairés; la surface antérieure de la cataracte n'offre aucune convexité; à sa circonférence se dessine un cercle noirâtre, qui n'est visible que dans l'état de dilatation de la pupille. (*Richter's Anfangsgrunde der Wundarzneykunsk*, *p.* 177, 3 *band.*)

La cataracte molle ou *laiteuse* présente, sur un fond blanchâtre, des taches obscures irrégulièrement distribuées. Ces taches changent de rapport et de situation dans les mouvements brusques des yeux; quelquefois même elles disparaissent entièrement : la demi-circonférence inférieure de la pupille paraît plus opaque que la partie opposée. La cataracte laiteuse a toujours un volume considérable; elle remplit la chambre postérieure, pousse l'iris en avant, et proémine même quelquefois à travers la pupille; le malade distingue à peine la lumière d'avec les ténèbres; les mouvements de l'iris sont extrêmement obscurs, et la pupille reste dans un état de dilatation habituelle. (*Richter's Anfangsgrunde*, *etc.*, 3 *band.*, 174, 175.) M. *Travers* pense qu'il existe fort peu de cataractes laiteuses simples. Presque toutes, selon lui, sont compliquées de cataracte capsulaire; mais, dans un grand nombre de cas, la crystalloïde anté-

rieure ne présente que quelques points opaques, qui forment
autant de taches qu'on aperçoit très-distinctement lorsqu'on regarde de côté la membrane opaque qui embrasse le
champ de la pupille. (*Medico-chirurgic. Transact., vol.* I,
pag. 284.)

Enfin, *Richter* prétend que la cataracte *caséeuse*, toujours
très-volumineuse, présente à-peu-près tous les caractères
extérieurs de la cataracte fluide ou laiteuse, avec cette différence toutefois que les taches et les stries dont sa surface
est sillonnée ne changent ni de figure ni de situation. Selon
M. *Travers*, la cataracte caséeuse présente le plus ordinairement une teinte nébuleuse uniforme, et quelquefois une
couleur verdâtre ou d'un blanc sale. Le même observateur
prétend qu'on peut affirmer que la cataracte n'est pas membraneuse, toutes les fois qu'elle est environnée d'une zone
noirâtre. Ce caractère ne l'a jamais trompé. (*Op. et loc. cit.*)

Lorsque la capsule cristalline est complètement opaque, il
est difficile de juger de l'état du cristallin; mais l'expérience prouve qu'il ne conserve, dans ce cas, ni sa transparence, ni ses dimensions; il semble éprouver une sorte de
destruction spontanée, et se transforme bientôt en un petit
tubercule inégal. Peut-on regarder cette dégénérescence du
cristallin comme l'effet nécessaire de l'oblitération des vaisseaux de sa capsule, qui lui auraient apporté primitivement
les matériaux de sa nutrition? Cette espèce de cataracte.
capsulo-lenticulaire présente un caractère extérieur qui ne
peut appartenir qu'à elle; il se tire de l'état de la membrane
iris, qui se bombe en arrière, et offre une concavité antérieure. On distingue toujours, sur la crystalloïde, un point
beaucoup plus opaque que les autres, c'est celui qui correspond aux vestiges du cristallin. C'est à cette espèce qu'il
faut rapporter le plus grand nombre des cataractes congénitales, ainsi que le démontrent les observations de *Saunders*.

Tels sont les caractères le moins incertains des diverses espèces de cataracte. Ils ne sont, sans doute, ni assez tranchés, ni assez constants, pour guider le praticien dans tous les cas; mais espérons que de nouveaux aperçus permettront un jour d'arriver à la solution d'une question aussi intéressante.

Quelle que soit l'espèce de la cataracte, quelle que soit la méthode opératoire que l'on adopte, il est fort important de s'assurer s'il n'existe pas, soit dans l'œil lui-même, soit dans les parties voisines, quelques désordres qui s'opposeraient infailliblement au succès de l'opération. M. Scarpa n'a point oublié les principales contre-indications; mais c'est sur-tout à l'examen de la pupille que se rattache la connaissance des chances favorables ou contraires. L'état de la pupille est subordonné aux mouvements de l'iris : or, on sait que ces mouvements indiquent assez exactement le degré de sensibilité dont jouit la rétine. Si la pupille est habituellement dilatée, immobile; si, de plus, le malade distingue à peine la lumière d'avec l'obscurité, il y a tout lieu de croire que la cataracte est compliquée d'amaurose. Cette présomption est d'autant mieux fondée, que, lorsque cette fâcheuse complication n'existe pas, les mouvements de l'iris sont toujours plus étendus et plus rapides que dans l'état naturel, phénomène dont il serait vraiment difficile de donner une explication satisfaisante. Il faut être prévenu, toutefois que l'immobilité de la pupille peut tenir à d'autres causes qu'à la paralysie de la rétine ; elle peut dépendre de quelques adhérences contractées par l'iris avec la crystalloïde antérieure : il en est de même de la dilatation habituelle de la pupille. Quant à la faculté de distinguer la lumière d'avec les ténèbres, ce caractère a sans doute une haute importance, mais il n'exclut pas encore nécessairement l'existence d'un commencement d'amaurose. Il importe, pour lever toute incertitude, et arriver à un diagnostic précis, de considérer toutes les circonstances commémoratives. Ainsi l'amaurose a des causes spéciales, un développement particulier, qui échappent rarement à la sagacité du praticien; les adhérences de l'iris avec la capsule cristalline sont ordinairement précédées d'ophthalmies internes, etc. Il est une sorte de cataracte, dont le diagnostic présente des difficultés particulières; je veux parler de la cataracte noire. On pourrait sur-tout la confondre avec l'amaurose. Il importe d'autant plus de distinguer ces deux affections, que leur traitement est fort différent. Si la couleur noire du cristallin est un peu mélangée, le diagnostic est moins obscur; mais lorsque le cristallin est entièrement noir, il est difficile de reconnaître la nature de la maladie : il faut peser attentivement toutes les circonstances commémoratives, et s'informer sur-tout des phénomènes de l'invasion, qui, toujours lente dans la cataracte, est presque toujours rapide, et quelquefois soudaine, dans l'amaurose. Si la pupille est d'un noir mat qui absorbe toute la lumière et ne réfléchisse rien de luisant vers l'œil de l'opérateur; si les mouvements de l'iris sont à-peu-près réguliers; si le malade distingue la lumière d'avec les ténèbres; s'il aperçoit mieux les objets peu éclairés; s'il voit ou s'il a vu, dans le principe, moins confusément le soir ou le matin que vers le milieu du jour, il n'est pas douteux qu'il ne soit affecté de cataracte noire. (*Boyer, Traité des maladies chirurgicales; Recueil périodique de la société de médecine*, tome I, page 180.) Au reste, pour peu qu'il y ait d'incertitude, on doit agir comme si l'on avait affaire à une cataracte. Il est possible que l'opération rende la vue au malade; d'ailleurs, elle ne peut le faire tomber dans un état plus grave, lorsque les moyens destinés à combattre l'amaurose ont été long-temps employés sans succès. Nous aurions pu ranger la cataracte noire au nombre de celles qu'on doit opérer par extraction; car il est inutile de dire qu'il faudrait être servi par le hasard, ou multiplier singulièrement les mouvements de l'aiguille, pour ne rien laisser au niveau de la pupille d'un corps qui se dérobe complètement à la vue.

Avant de décrire l'opération de la cataracte par extraction; nous croyons devoir consacrer quelques lignes à l'éclaircissement de plusieurs questions importantes.

1° On demande s'il convient d'opérer la cataracte, lorsqu'elle n'affecte qu'un seul œil? Sur ce point les avis sont partagés. L'opération peut réussir, mais aussi elle peut déterminer des accidents très-graves, une violente ophthalmie, par exemple : or, qui peut répondre que cette ophthalmie ne se transmettra pas à l'œil sain? Qui sait si le malade auquel on voulait rendre la vue plus parfaite, ou peut-être sauver une simple difformité, ne deviendra pas complètement aveugle? Cette objection est grave et fondée. Mais on dit encore que l'opération ne peut jamais avoir aucun résultat heureux, et on allègue pour raison l'impossibilité de rendre à l'œil malade une force égale à celle de l'œil sain ; d'où l'on conclut qu'il doit survenir un strabisme ou du moins un trouble plus ou moins marqué dans la vision. Cette conclusion, à laquelle conduisent les connaissances physiques, ne s'accorde pas avec les résultats de l'expérience. Maître Jean a opéré avec succès un individu qui ne portait qu'une seule cataracte. (*Traité des maladies des yeux, édit. Paris*, 1741. *Observation sur une cataracte laiteuse, p.* 196.) Wenzell rapporte un grand nombre de faits semblables. (*Traité de la Cataracte, observations* 6, 13, 16, 19, 22, 25, etc.) On trouve encore des observations analogues dans l'ouvrage de Saint-Ives. (*Traité des maladies des yeux, chap.* 15, *art.* 3.) Que conclure de là? qu'il est possible de rendre complétement la vue aux personnes qui n'ont qu'une cataracte; mais la prudence exige qu'on prévienne le malade des dangers auxquels l'opération l'expose, afin qu'il prenne sur lui-même la responsabilité de l'événement.

2° Lorsque la cataracte est double , faut-il opérer les deux yeux le même jour, ou bien mettre un certain intervalle entre les deux opérations? Les uns prétendent qu'il vaut mieux pratiquer l'opération en deux temps, parce qu'il est peu probable qu'il survienne chaque fois des accidents graves ; d'ailleurs , disent-ils , il est impossible que deux organes , qui, dans le plus grand nombre de cas, partagent sympathiquement toutes leurs affections , ne s'influencent pas réciproquement lorsqu'ils ont été simultanément soumis à une violente cause d'irritation. Telle est , comme on sait , l'opinion de M. *Scarpa ;* mais beaucoup de praticiens sont d'un avis contraire. Il faut convenir qu'il est fort rare , lorsqu'on opère les deux cataractes le même jour, de voir les accidents inflammatoires se développer avec une égale intensité sur chaque œil ; il est plus rare encore que ces accidents amènent d'irréparables désordres dans l'un et l'autre de ces organes. Ajoutons qu'opérer la cataracte en deux temps , c'est exposer deux fois chaque œil aux mêmes accidents ; car il est certain que l'inflammation de l'un de ces organes se transmet presque toujours sympathiquement à l'autre. Concluons qu'il vaut mieux opérer les deux cataractes le même jour.

3° L'opération de la cataracte peut-elle se faire dans tous les temps et dans toutes les saisons? Il est certain que les suites sont moins à craindre dans le printemps et dans l'été, que pendant l'hiver ou l'automne., saisons humides et froides qui disposent singulièrement aux affections inflammatoires et catarrhales ; il faudrait sur-tout s'abstenir d'opérer, s'il régnait des ophthalmies épidémiques. Mais le choix de la saison n'a peut-être une importance réelle que pour les malades indigents; car les personnes aisées peuvent toujours , en quelque sorte , se créer chez elles un printemps artificiel. J'ai vu des opérations de cataractes parfaitement réussir dans l'hiver et dans des saisons très-froides.

4° Peut-on opérer les enfants de la cataracte avant qu'ils

aient atteint l'âge de la raison et de la docilité? Ceux qui répondent négativement à cette question, ne peuvent nier qu'il ne soit très-avantageux de rendre à ces petits infortunés un sens qui doit singulièrement contribuer à leur éducation physique et morale; mais ils sont effrayés des difficultés de l'opération : leurs craintes nous paraissent fort exagérées. N'est-il pas plus facile, en effet, de plonger une aiguille dans l'œil d'un enfant, que de lui pratiquer l'opération du *bec-de-lièvre*. *Ware*, *Wenzell* sont parvenus, non-seulement à déprimer, mais encore à extraire des cataractes sur des enfants au berceau. (*Ware's note*, *p.* 90. *Wenzell*, *Traité de la Cataracte.*) Il faut convenir toutefois que la dépression convient beaucoup mieux dans ce cas que la méthode opposée. *Saunders*, chirurgien principal d'un hopital destiné, dans Londres, au traitement des maladies des yeux, a pratiqué cette opération, avec des succès étonnants, sur des enfants âgés de dix-huit mois à quatre ans. L'éditeur de ses œuvres, le docteur *Farre*, prétend que l'âge de deux ans est plus favorable que tout autre au succès de l'opération. M. *Gibson* préfère l'âge de six mois. La question de savoir s'il est possible d'opérer les enfants de la cataracte dans les premiers temps de leur existence, n'est donc pas problématique; et si l'opération présente quelques difficultés, que sont-elles comparées à ses avantages? Rendre la vue à un enfant, c'est le faire sortir d'un état d'idiotisme et d'imbécillité; c'est favoriser à-la-fois le développement de ses organes et de son intelligence. Lorsqu'on attend l'âge de la raison, les yeux contractent presque toujours l'habitude d'une foule de mouvements bizarres et irréguliers; la rétine subit la loi commune à tous les tissus qui languissent dans l'inaction, sa sensibilité diminue de jour en jour, et les malades ne peuvent plus jouir qu'imparfaitement des bienfaits de l'opération. (*Saunders.*)

Opération par extraction. Cette opération consiste à in-

ciser la cornée transparente, et à ouvrir la crystalloïde antérieure pour permettre au cristallin de s'échapper au-
dehors à travers la pupille. Deux instruments suffisent ordinairement pour la pratiquer : 1° un bistouri pour inciser la
cornée; 2° un cystiotome pour ouvrir la capsule cristalline.

Les opérateurs ne sont pas d'accord sur la meilleure forme
à donner au bistouri; les uns préfèrent le couteau de *Wenzell*, d'autres celui de *Richter* ou de *Beer*. La lame du couteau de *Wenzell* ressemble assez à celle d'une lancette; mais
elle est moins large et un peu plus longue; un de ses bords,
plus convexe que l'autre, est tranchant dans toute sa longueur; le bord opposé ne l'est que dans l'étendue d'une ligne
et demie, à partir de la pointe. Cette lame est fixée sur un
manche, long de trois pouces et demi, épais de deux lignes
et demie, qui a la forme d'un prisme à quatre faces, dont
les angles sont légèrement arrondis. On peut voir dans le
Traité de la Cataracte, par M. *Wenzell*, la figure et la description détaillée de cet instrument. La lame du couteau de
Beer a la forme d'un triangle; elle est un peu plus longue
que celle du couteau de *Wenzell*; le dos de cette lame suit
en ligne droite l'axe prolongé du manche; le tranchant représente une ligne très-oblique; l'épaisseur de la lame augmente insensiblement depuis la pointe jusqu'au talon. Le
couteau de *Richter* est triangulaire comme celui de *Beer*;
mais le dos de la lame est légèrement incliné sur le manche,
et le tranchant représente une ligne moins oblique. Le couteau de *Beer* est celui qui nous paraît mériter la préférence.
On peut se servir, pour diviser la capsule cristalline, du
cystiotome de *La Faye*, d'une aiguille à cataracte, du petit
bistouri de *Tenon*, et mieux encore du cystiotome du professeur *Boyer*. Ce dernier instrument se compose d'une petite
lame convexe sur le dos, concave sur le tranchant, et qui termine une tige cylindrique, montée sur un manche qui porte
une petite curette à l'autre extrémité.

A ces deux instruments on peut joindre le petit crochet de Wenzell, de petits ciseaux et une petite pince à dissection.

Les autres objets nécessaires pour l'opération sont une bande roulée pour fixer le bonnet du malade, deux bandeaux, de la charpie.

Le malade, assis sur une chaise, reçoit obliquement le jour d'une croisée. On applique une boulette de charpie sur l'œil qu'on doit opérer le dernier; on la fixe à l'aide d'un bandeau, qui, par une pression médiate et légère, maintient l'œil immobile, et l'empêche de déterminer aucun mouvement synergique dans celui par lequel on commence l'opération. La tête du malade est appuyée sur la poitrine d'un aide intelligent placé derrière lui. Cet aide applique la pulpe des doigts indicateur et médius d'une de ses mains sur le bord libre de la paupière supérieure, la porte au niveau du bord de l'orbite, et comprime très-légèrement le globe de l'œil. L'opérateur, assis vis à-vis du malade, saisit le couteau de la main droite s'il opère sur l'œil gauche, et de la gauche s'il opère sur l'œil droit; il le tient, comme une plume à écrire, avec les trois premiers doigts demi-fléchis, et fixe le petit doigt écarté sur le bord externe de l'orbite. Une chaise ou un tabouret sur lequel il pose son pied, lui permet d'appuyer le coude sur le genou, afin d'avoir la main plus sûre et moins vacillante. Avec les doigts indicateur et médius de sa main libre, il abaisse la paupière inférieure, et comprime légèrement le globe de l'œil, lequel se trouve ainsi fixé entre les doigts de l'aide et ceux de l'opérateur. Beaucoup de praticiens abandonnent cet organe à toute sa mobilité; mais c'est à tort qu'ils redoutent les effets d'une compression légère, qui ne peut avoir aucun inconvénient, pourvu qu'on cesse de l'exercer dès que la lame de l'instrument a transpercé la cornée. On porte perpendiculairement la pointe du couteau au-dessus de l'extrémité du diamètre transversal de la cornée, à une demi-ligne environ de la sclérotique ; lorsqu'on a traversé l'épaisseur de la cornée, on ramène doucement le manche de l'instrument en arrière, et l'on fait glisser obliquement la lame entre l'iris et la cornée ; on traverse de nouveau cette dernière membrane, un peu au-dessous de l'extrémité interne de son diamètre transversal, à une demi-ligne de la sclérotique ; il suffit ensuite, pour opérer la section demi-circulaire de la cornée, de continuer à pousser le couteau en bas et en dedans.

La section de la cornée, exécutée comme nous venons de le dire, est oblique de haut en bas ; en suivant cette direction indiquée par Wenzell, on évite plus sûrement la caroncule lacrymale, le grand angle de l'œil et le côté du nez, que dans la méthode qui consiste à porter l'instrument, suivant le diamètre transversal de la cornée ; en outre, on n'a pas à craindre que la paupière inférieure s'engage entre les lèvres de la plaie et s'oppose à leur réunion. Malheureusement on est forcé de se rapprocher de la direction horizontale, toutes les fois que la saillie du front est telle que, le manche de l'instrument étant porté en avant, sa pointe se dirige en arrière au point de blesser l'iris.

Pour ouvrir la capsule cristalline, on écarte les paupières, on saisit le cystiotome comme une plume à écrire, on soulève, avec le bord mousse de l'instrument, le lambeau de la cornée, on conduit la lame à travers la pupille, et on divise la crystalloïde dans sa partie inférieure. Quelquefois le cristallin s'échappe spontanément au dehors aussitôt que sa capsule est ouverte ; mais le plus souvent on est obligé de provoquer sa sortie, en exerçant de légères pressions sur l'œil avec la tige de la curette. Lorsque le cristallin est sorti, on regarde si la pupille est parfaitement noire ; souvent le cristallin laisse des *accompagnements*, des débris de mucosités opaques qu'il faut aller chercher avec la curette ; il est quelquefois utile de frictionner légèrement la paupière supérieure, pour réunir ces débris au centre de la pupille, et rendre

II.   7

leur extraction plus facile. Lorsqu'ils sont enlevés, il faut examiner de nouveau la pupille; si quelques lambeaux de membrane opaque troublent encore sa transparence, on tâche de les amener au-dehors avec la curette ; si ces portions membraneuses sont adhérentes , on les arrache avec une petite pince, on exerce sur elles des tractions légères, on les ébranle , on les détache; dans quelques cas, elles sont assez épaisses pour exiger l'emploi des ciseaux. Il peut arriver aussi que le trouble qu'on aperçoit au fond de la pupille dépende de l'opacité de la crystalloïde postérieure; alors il faut se servir des pinces, des ciseaux , quelquefois même d'une aiguille; mais il est difficile d'établir des règles précises pour cette partie de l'opération, qui exige la plus grande dextérité.

Il importe, dans l'opération que nous venons de décrire, d'inciser au moins la moitié de la circonférence de la cornée. Lorsque la section de cette membrane est trop étroite, le cristallin sort difficilement; et les pressions répétées qu'on est obligé d'exercer sur le globe de l'œil pour terminer l'opération, peuvent déterminer l'issue d'une partie de l'humeur vitrée.

Quelquefois, pendant la section de la cornée, l'iris vient se présenter sous le tranchant de l'instrument : alors on doit s'arrêter un instant; l'iris se retire souvent d'elle-même; mais si, au bout de quelques secondes, elle ne s'est pas éloignée, il faut, à l'exemple de *Wenzell*, frictionner légèrement la cornée : il est rare que cette manœuvre ne produise pas l'effet desiré. C'est sur-tout lorsqu'une partie de l'humeur aqueuse s'écoule avant la section complète de la cornée, que l'iris se déplace et se replie sous le tranchant du couteau. Il peut même arriver, dans ce cas, que l'affaissement de la cornée soit tel, qu'on ne puisse terminer la section de cette membrane avec le bistouri ; il faut alors retirer cet instrument, et achever le lambeau avec des ciseaux.

Lorsqu'on doit opérer les deux yeux, on conseille d'interrompre la première opération après la section de la cornée, d'exécuter entièrement celle du second œil, et de terminer ensuite celle par laquelle on avait commencé. On allègue pour raison, que la section de la cornée du second œil peut déterminer des vomissements, des nausées ou d'autres mouvements involontaires pendant lesquels, l'œil, dont on aurait extrait le cristallin, pourrait se vider entièrement. Mais ces accidents doivent être extrêmement rares; nous ne les avons observés sur aucun des nombreux malades que nous avons vu opérer par M. le professeur Roux qui achève constamment la première opération avant de passer à la seconde.

L'extraction du cristallin présente, dans certains cas, des difficultés particulières. Une des principales naît de l'adhérence de la crystalloïde antérieure à la petite circonférence de l'iris, complication dont on est averti d'avance par l'immobilité complète ou partielle de la pupille. Lorsque cette adhérence arrête la sortie du cristallin, il faut la détruire à l'aide d'une aiguille en fer de lance, qu'on promène circulairement derrière la pupille.

Lorsque l'opération est terminée, on applique un bandeau sur les yeux du malade, on le couche sur un lit sans oreiller, dans une chambre obscure; en un mot, on l'assujettit au même traitement qu'après l'opération par abaissement.

Plusieurs praticiens, parmi lesquels nous citerons M. le professeur Roux, font appliquer un vésicatoire à la nuque, le jour même de l'opération, pour appeler sur un autre point l'irritation dont les yeux deviennent trop souvent le siége; d'autres, au contraire, bornent l'emploi de ce moyen aux seuls cas dans lesquels il existe, soit une rougeur habituelle des conjonctives, soit d'autres fluxions inflammatoires.

Tel est le procédé opératoire qui nous paraît à-la-fois le

plus simple et le plus sûr ; on voit qu'il diffère fort peu de celui de l'oculiste Wenzell, à qui nous devons les perfectionnements les plus utiles. Nous n'entrerons dans aucuns détails sur plusieurs autres procédés entièrement oubliés, tels que ceux de Daviel, Poyet, Sharp, etc.

Il est une autre méthode sur les avantages de laquelle l'expérience n'a peut être pas encore suffisamment prononcé, c'est la *kératonixis* ou mieux la *discision*. Cette opération, réduite à sa plus grande simplicité, consiste à plonger une aiguille dans l'œil, à travers la sclérotique ou la cornée, pour déchirer la capsule cristalline et diviser le cristallin en plusieurs fragments ; on retire ensuite l'instrument, et l'on abandonne aux vaisseaux absorbants le soin de faire disparaître toutes les particules opaques. Cette opération, qui compte beaucoup de partisans en Allemagne, vient, dit-on, d'être adoptée par plusieurs chirurgiens anglais. Nous n'avons jamais été à portée d'en apprécier les résultats ; nous serions portés à croire qu'elle convient sur-tout chez les enfants atteints de cataracte congénitale. *Saunders* n'en a jamais pratiqué d'autre sur les sujets de cet âge. On trouve, dans son ouvrage sur les maladies des yeux, publié par le docteur *Farre*, l'histoire de ses succès et de sa méthode, qui consistait à porter une aiguille à travers la sclérotique (*the posterior operation*), ou bien à travers la cornée (*the anterior operation*), pour pratiquer à la capsule cristalline une ouverture permanente. Rarement était-il obligé de fendre le cristallin, qui, comme on sait, est presque toujours atrophié dans la cataracte congénitale.

(Note des traducteurs.)

CHAPITRE III.

De la Pupille artificielle.

Lorsque je publiai la première édition de cet ouvrage en 1801, je me bornai à donner la description d'une nouvelle méthode opératoire, applicable aux seuls cas de constriction de la pupille, consécutive à l'opération de la cataracte par extraction, ou par abaissement. Je ne m'occupai nullement des cas dans lesquels il y a complication d'opacité de la cornée, de la capsule cristalline, ou du cristallin lui-même. L'opération que je proposais me paraissait l'emporter de beaucoup sur celles de *Cheselden*, de *Janin* et de *Wenzell*; plus simple et moins périlleuse que la méthode imaginée par le premier de ces chirurgiens, mon opération avait sur celles des deux derniers l'avantage incontestable de ne pas nécessiter l'incision de la cornée, incision dont les suites sont souvent funestes, sur - tout chez les sujets irritables et chez les vieillards, comme le prouve l'opération de la cataracte par extraction. Mais l'expérience, juge suprême de toutes les théories, m'a démontré l'insuffisance de ma méthode que je ne croyais, en effet, susceptible de réussir que dans le plus petit nombre de cas. En outre, je me suis convaincu que je m'étais trompé sur le point le plus important de l'opération, c'est-à-dire sur la permanence de l'ouverture que je pratiquais en détachant l'iris du cercle ciliaire ; cette nouvelle pupille finit toujours par perdre sa forme *ovalaire ;* elle devient *filiforme,* et conséquemment inutile. Pour éviter cet inconvénient, *Donegana* (1), l'un de mes élèves les plus distingués, a proposé d'inciser l'iris jusqu'à son centre, après l'avoir détachée du cercle ciliaire ; l'ouverture qu'on pratique en suivant ce précepte ingénieux n'est plus ovalaire : elle a la forme d'un triangle, dont la base correspond au cercle ciliaire , et dont le sommet se trouve vers la partie moyenne de l'iris. Pour exécuter l'opération de M. *Donegana,* il faut avoir une aiguille à pointe recourbée, dont les bords soient tranchants comme ceux d'une petite faulx ; on l'introduit dans l'œil, à travers la sclérotique ou la cornée ; quelquefois même il convient de lui faire traverser successivement ces deux membranes ; on détache en-

---

(1) De la Pupille artificielle. Milan , 1809.

suite l'iris du cercle ciliaire dans une certaine
étendue, et on l'incise, suivant l'un de ses
rayons. On ne peut que rendre justice à l'auteur
de cette méthode opératoire, qui doit sur-tout
prévenir l'inconvénient que nous avons signalé
plus haut, je veux dire le resserrement progressif de la nouvelle pupille. Mais cette opération peut-elle inspirer une entière confiance?
N'est-elle pas d'une exécution difficile? Peut-elle
convenir à toutes les variétés de la maladie dont
il s'agit, maladie susceptible de tant de complications diverses?

L'iris, membrane extensible et délicate, privée
de tout point d'appui solide, ne peut offrir assez
de résistance aux instruments pour se laisser
diviser nettement dans la direction et l'étendue
nécessaires; il est sur-tout difficile d'exécuter
cette opération avec une aiguille courbe, qui
coupe en pressant plutôt qu'en sciant, et qui ne
peut intéresser la membrane qu'au moment où
elle est près de l'abandonner, puisqu'il n'y a
jamais que la pointe de l'instrument qui agisse.
L'incision qu'on pratique, infiniment bornée,
est bien loin de s'étendre à toute la longueur
du diamètre ou même du rayon de l'iris,
et ne peut être par conséquent d'aucune utilité; et si l'on cherche à l'agrandir, on finit
par détacher complètement l'iris du cercle ciliaire.

Flajani dit avoir pratiqué une pupille artificielle, en divisant crucialement l'iris, à l'aide d'une aiguille tranchante sur ses bords, qu'il avait introduite à travers la cornée. Cette membrane conservait, sans doute, dans le cas dont il s'agit, toute sa transparence, ainsi que le cristallin et sa capsule. Mais cette opération, telle que la décrit son auteur, me paraît à peine susceptible d'être exécutée : car ne faut-il pas, après avoir introduit l'aiguille dans la chambre antérieure et transpercé l'iris vers sa partie la plus élevée, ne faut-il pas, dis-je, pour diviser verticalement cette membrane, porter l'aiguille de haut en bas et la retirer en même temps de l'œil ; or, dans ce mouvement, l'iris cède inévitablement à la pression de l'instrument, se porte en avant et s'applique contre la cornée. Comment ensuite pratiquer le second temps de l'opération ? L'iris et la cornée sont, pour ainsi dire, en contact, l'humeur aqueuse est presque entièrement sortie ; il doit être fort difficile de réintroduire l'aiguille dans la chambre antérieure, et plus difficile encore de lui imprimer le mouvement nécessaire pour diviser transversalement l'iris.

Adams a vainement tenté de faire revivre l'opération de *Cheselden*, abandonnée depuis long-temps par les meilleurs chirurgiens, à cause de ses difficultés et de l'incertitude de ses résultats (1). Pour l'exécuter, il se sert d'un petit couteau semblable au scapel des anatomistes, tranchant et légèrement convexe sur son dos, large d'une ligne, et long de huit; il porte cet instrument à travers la sclérotique, vers le point qu'on choisit pour l'introduction de l'aiguille à cataracte, et il incise transversalement l'iris, à-peu-près, comme le faisait Cheselden; l'incision est toujours assez étendue, pour permettre de pousser, dans la chambre antérieure, les fragments du cristallin et les lambeaux de la capsule, lorsqu'il y a simultanément cataracte et constriction de la pupille. Nous savons que tous ces corps opaques, déposés dans l'humeur aqueuse, ne tardent pas à se dissoudre et à disparaître.

Mais les succès et l'habileté du célèbre oculiste anglais, heureuses prérogatives qui ne peuvent être le partage de tout le monde, ne peuvent en imposer au point de dissimuler les nombreux inconvénients de sa méthode. L'emploi de son couteau ne me paraît pas présenter moins de difficultés que celui de l'aiguille tranchante, principalement lorsque la chambre antérieure est très-étroite, circonstance malheureusement fort ordinaire; il est aussi difficile

____

(1) *Practical observations and diseases of the eye.*

de mouvoir l'un de ces instruments que l'autre
sans intéresser la cornée. Je ne vois même pas
qu'il y ait, sous ce rapport, la moindre différence entre une grosse aiguille tranchante et
un couteau de même épaisseur. Aussi M. *Adams*
convient-il lui-même qu'un seul coup de bistouri ne suffit pas toujours pour diviser convenablement l'iris, sur laquelle il faut reporter
l'iustrument deux ou trois fois (1); or cette
manœuvre ne peut-elle pas présenter d'assez
grandes difficultés ? Comment retrouver la première incision, si le malade est indocile, et si
l'œil se trouble pendant la répétition de tous
ces mouvements? Le même auteur dit posi-
tivement que la nouvelle pupille se resserre et
devient inutile toutes les fois que l'incision
ne s'étend pas aux deux tiers au moins du
grand diamètre de l'iris. Mais telle est la mollesse et l'extensibilité de cette membrane privée
de tout point d'appui solide, qu'on ne peut
quelquefois la diviser que dans une étendue
infiniment bornée; dans certains cas même, l'ouverture qu'on pratique se réduit à deux ponc-

______

(1) *Loc. cit.*, *pag.* 56. *With the improved knife I now
use, which cuts as sharp as a lancet, I have very seldom
succeeded by the first incision, but have repeated it in the
manner already described until the aperture in the iris is
of proper size.*

tions séparées par une sorte d'*isthme* (1). Il
peut encore arriver qu'on ne puisse parvenir à
diviser, en même temps que l'iris, la capsule
cristalline, qui peut avoir perdu sa transparence
et s'être épaissie à la suite d'une ophthalmie interne. Ponr peu que l'iris, tiraillée par l'instrument, se détache du cercle ciliaire, pendant les
premières tentatives, il faut s'arrêter et renoncer
même entièrement à l'opération ; car cette membrane se détacherait toute entière, plutôt que
de se laisser diviser (2). Cette séparation arrive-
rait plus sûrement encore, si, comme le propose
l'auteur, on portait l'instrument de haut en bas,
pour diviser verticalement l'iris, près de sa
grande circonférence : opération qui semble facile, et qui pourtant ne laisse pas que de présenter les plus grandes difficultés. Quant à la
permanence de l'ouverture produite par une
simple division transversale de l'iris, c'est un
point sur lequel l'auteur semble avoir quelques
doutes, puisqu'il conseille d'introduire, entre
les lèvres de la plaie , quelques fragments
du cristallin ou de sa capsule, pour prévenir
le resserrement et peut-être l'oblitération de

---

(1) *Loc. cit.*, case VI.

(2) *Loc. cit. For, if this should once occur it will be impossible to effect a central aperture afterwards; the separation
of the iris being increased by every further effort to accom-
plish the former object.* Page 57.

la pupille artificielle. La présence de ces corps
étrangers ne peut, d'ailleurs, former aucun
obstacle durable à la vision, puisqu'ils ne tardent pas à se dissoudre dans l'humeur aqueuse
et à disparaître. Je suis assez porté à croire
que l'opération décrite par M. Adams est beaucoup moins difficile à pratiquer dans les cas de
constriction de la pupille consécutive à la procidence de l'iris; alors cette membrane, engagée
dans une ouverture de la cornée, se trouve
dans un état de tension permanente, et doit
présenter assez de résistance pour se laisser diviser, sans fuir sous l'instrument; peut-être
aussi, dans ce cas, l'ouverture produite par une
simple section transversale de l'iris est-elle d'autant moins susceptible de se resserrer, qu'un
des bords de la plaie se trouve fixé par les adhérences qu'il a contractées. Ce qui me confirme
dans cette opinion, c'est que la moitié environ
des malades, sur lesquels *Adams* a pratiqué avec
succès l'opération de la pupille artificielle,
avaient eu une procidence de l'iris.

Personne plus que moi ne desire que l'art
s'enrichisse d'un moyen qui permette de pratiquer l'opération de la pupille artificielle, sans
qu'il soit nécessaire de recourir à l'incision de la
cornée (1), incision qui, vu l'étendue qu'on est

-----

(1) Bibliothèque britannique.

forcé de lui donner, peut avoir de fâcheuses conséquences. J'ai tenté nombre de fois de me soustraire
à cette nécessité, mais les expériences que j'ai faites,
d'accord en ce point avec le raisonnement, n'ont
servi qu'à me convaincre qu'une membrane
aussi délicate que l'iris, qui jouit d'une extensibilité dont aucune résistance extérieure ne
peut limiter les effets; qu'une telle membrane,
dis-je, ne peut être divisée sûrement qu'avec
des ciseaux; je ne connais pas d'autre instrument, à l'aide duquel on puisse toujours donner à l'incision la direction et l'étendue convenables. En outre, l'expérience prouve que le
seul moyen d'obtenir une ouverture *permanente*,
consiste à emporter un petit lambeau triangulaire de l'iris. Une telle opération ne peut être
évidemment pratiquée qu'avec les ciseaux, et
nécessite l'incision de la cornée; mais il importe
de ne donner à cette incision que la plus petite
étendue possible.

De toutes ces maximes qui me paraissent fondamentales, découlent les vrais principes de
l'opération de la pupille artificielle, et la connaissance des indications qu'il convient de remplir pour en assurer le succès.

Nous avons vu qu'il était indispensable d'avoir
recours aux ciseaux pour diviser l'iris : or,
l'emploi de cet instrument nécessite évidemment
la section de la cornée; mais cette section, aussi

peu étendue que possible, ne doit pas avoir, à beaucoup près, les dimensions qu'on lui donne dans l'opération de la cataracte par extraction. Il faut tâcher aussi d'inciser l'iris sans la détacher du cercle ciliaire, et tailler, aux dépens de cette membrane, un petit lambeau triangulaire qui corresponde à sa partie centrale, afin que la nouvelle pupille se trouve assez éloignée du cercle ciliaire, pour que ce corps opaque ne puisse mettre obstacle à la vision.

D'après ces principes, dont la justesse me paraît incontestable, il est facile d'apprécier à leur juste valeur toutes les méthodes opératoires qu'on a proposées jusqu'à ce jour pour l'établissement d'une pupille artificielle. Les plus célèbres de ces méthodes sont celles de *Janin*, de *Wenzell*, de *Beer*, de *Gibson* et de *Maunoir*.

Janin incise la cornée transparente, comme s'il devait pratiquer l'opération de la cataracte par extraction ; il introduit ensuite, dans la chambre antérieure, de petits ciseaux courbes, à l'aide desquels il perfore et divise verticalement l'iris vers sa partie centrale.

Wenzell, à l'aide d'un bistouri, divise d'un seul coup la cornée transparente et l'iris, et emporte ensuite, avec des ciseaux, un petit lambeau de la seconde de ces membranes, pour obtenir une ouverture qui ne soit pas susceptible de s'oblitérer.

Beer, après avoir divisé la cornée transparente, saisit l'iris avec un petit crochet, l'attire entre les lèvres de la plaie, et en excise une petite portion.

Gibson veut qu'on presse légèrement l'œil, après l'incision de la cornée, pour que l'iris s'engage entre les bords de la plaie, et qu'on excise ensuite toute la portion de cette membrane qui proémine à l'extérieur.

Ces diverses méthodes ont toutes l'inconvénient de faire une énorme incision à la cornée, incision à laquelle il faut attribuer les fâcheux accidents qui succèdent, souvent, soit à l'opération de la pupille artificielle, soit à celle de la cataracte, tels que l'ophthalmie externe et interne, la procidence de l'iris, la mortification de la cornée. La section verticale de l'iris, telle que la pratique Janin, n'est pas plus sûre dans ses résultats que l'opération qui consiste à détacher l'iris du cercle ciliaire; dans l'un et l'autre cas, la nouvelle pupille change de forme avec le temps, et devient filiforme. C'est, sans doute, pour éviter cet inconvénient, que Wenzell, Beer et Gibson ont cru devoir exciser une petite portion de l'iris; mais les tractions qu'ils exercent sur cette membrane, et la pression du globe de l'œil, telle que l'indique Gibson, ne doivent-elles pas avoir, dans le plus grand nombre de cas, les plus funestes conséquences? Un inconvénient commun à toutes ces méthodes, est que la nouvelle pupille correspond inévita- blement à la cicatrice de la cornée, cicatrice qui n'est pas toujours exempte d'un certain de- gré d'opacité. Quant à l'opération de Gibson, elle n'est pas praticable, toutes les fois que l'iris a contracté quelque adhérence avec la cornée transparente ; elle ne l'est pas davantage, lorsque la première de ces membranes adhère à la cap- sule cristalline, circonstance qui n'est pas rare. Quelles que soient les pressions qu'on exerce sur le globe de l'œil , il est impossible alors de faire proéminer l'iris entre les lèvres de la plaie pour en exciser une portion.

Maunoir de Genève, célèbre professeur d'ana- tomie, et chirurgien habile (1), est, à mon avis, le seul qui ait saisi les vrais principes de l'opé- ration de la pupille artificielle, et qui ait en même temps indiqué le moyen de remplir toutes les indications qui peuvent en assurer le succès, quels que soient le degré, la forme et les com- plications de la maladie qui nécessite cette opé- ration. Pour l'exécuter , cet habile oculiste a fait construire des ciseaux (2) d'une telle finesse, que rien de semblable n'était encore entré dans l'ar-

---

(1) Mémoires sur l'organisation de l'iris et l'opération de la pupille artificielle. Paris, 1802.

(2) Planch. III, fig. 8 et 9.

senal des chirurgiens. Les lames sont légèrement
inclinées vers le manche; la lame supérieure,
destinée à glisser entre l'iris et la cornée, se
termine par un petit bouton; la lame inférieure,
qui doit traverser l'iris et longer la face postérieure de cette membrane, est acérée comme une
lancette. Le volume de ces deux lames n'excède
pas celui d'une petite sonde ordinaire. M. Maunoir exécute, de la manière suivante, l'opération qu'il a imaginée, et dont on a fait, dans
cet hôpital, les essais les plus satisfaisants. Le
malade est placé horizontalement, là tête légèrement élevée : cette position n'est pas moins
commode pour l'opération de la pupille artificielle que pour celle de la cataracte par extraction. Si la cornée conserve toute sa transparence,
si une opération de cataracte n'a pas laissé quelques cicatrices opaques sur cette membrane, on
l'incise dans sa partie inférieure, ou sur ses
côtés si la chose paraît plus facile; mais on ne
donne à cette incision que moitié moins d'é-
tendue qu'à celle qu'on pratique pour l'extraction du cristallin. A travers cette ouverture, on introduit les ciseaux dont les lames
fermées suivent le diamètre transversal de l'iris,
jusqu'à ce que leur pointe atteigne la grande
circonférence de cette membrane; on les ou-
vre alors avec précaution, et on leur imprime
un mouvement tel que la lame inférieure tra-

verse l'iris et longe sa face postérieure , tandis
que la lame boutonnée glisse au-devant de cette
membrane jusqu'à l'union de la sclérotique avec
la cornée ; on ferme ensuite l'instrument dont les
lames ne peuvent plus se rapprocher sans diviser
transversalement l'iris. Il faut tâcher que cette
section passe par le centre même de la membrane. Cela fait , on se hâte de pratiquer une
seconde incision qui tombe à angle aigu sur la
première, et circonscrive avec elle un petit lambeau triangulaire de l'iris (1), lambeau dont le
sommet doit correspondre à la partie moyenne
de cette membrane, et la base à sa circonférence.
On laisse ensuite l'œil se reposer pendant quelques minutes, pour permettre à l'humeur aqueuse
de se renouveler ; alors, à moins qu'il n'y ait
opacité du cristallin ou de sa capsule, le malade
distingue parfaitement les objets extérieurs. Cinq
ou six jours après , le sommet du petit lambeau
triangulaire de l'iris s'est retiré vers sa base, et
laisse au centre de cette membrane une pupille
artificielle qui a la forme d'un parallélogramme;
lorsque la rétraction du lambeau n'a pas complètement lieu , cette ouverture a la forme d'un
croissant, dont le bord convexe correspond à la
circonférence de l'iris. Mais quelle que soit la

____

(1) Planche II, fig. 3.

forme de la nouvelle pupille, son étendue suffit, dans tous les cas, au rétablissement de la vue.

Il est manifeste que la méthode du chirurgien de Genève l'emporte de beaucoup sur toutes celles que nous venons de passer en revue ; la section de la cornée, premier temps de l'opération, atteint le but sans le dépasser, puisqu'elle n'a que la moitié des dimensions de celle qu'on pratique pour l'extraction du cristallin. Cette modification abrège et facilite l'opération, accélère la guérison et entraîne une cicatrice moins étendue, avantages dont on ne peut contester l'importance. A l'aide des ciseaux, la double section de l'iris s'exécute, dans tous les cas, avec autant de promptitude que de sûreté ; et la flaccidité de la cornée, qui succède à la sortie de l'humeur aqueuse, ne peut jamais mettre obstacle à l'action de l'instrument, dont la lame supérieure glisse à la faveur du bouton qui la termine. L'iris n'éprouve aucune lacération, aucun tiraillement ; et quelle que soit sa mollesse et son extensibilité, l'opérateur la divise toujours aisément à l'aide d'un instrument qui trouve en lui-même son point d'appui ; elle n'éprouve aucune perte de substance ; l'effusion du sang est, pour ainsi dire, nulle, si on la compare à celle qui suit la séparation de l'iris du ligament ciliaire, ou l'excision d'un lambeau de cette membrane.

8.

L'opération de M. Maunoir s'applique, avec un égal avantage, à tous les cas qui nécessitent l'établissement d'une pupille artificielle. Il en est un, sur-tout, dont elle remplit parfaitement toutes les indications, je veux parler de l'opacité partielle de la cornée, qui masque quelquefois la pupille naturelle, et empêche les rayons lumineux d'arriver au fond de l'œil, affection qui ne comporte pas d'autre mode de guérison que la formation d'une pupille nouvelle sur un point de l'iris correspondant à une partie diaphane de la cornée. Il faut, de plus, que cette ouverture soit assez distante du corps ciliaire, pour que ce corps opaque ne puisse mettre obstacle à l'entrée de la lumière. Enfin, la section triangulaire de l'iris, dont on peut encore comparer la forme à celle d'un V, a pour dernier avantage celui de produire une ouverture large et *durable*.

Il n'est pas rare de voir coexister la constriction de la pupille avec l'opacité partielle de la cornée. Cette complication ne peut apporter de grands changements dans l'exécution de l'opération que nous venons de décrire; elle peut, tout au plus, forcer l'opérateur de varier la direction et le siége de l'incision de la cornée, de manière que l'ouverture artificielle de l'iris ne corresponde ni à la cicatrice, ni aux autres points opaques de la cornée. Ainsi, lorsqu'une tache correspond à la partie interne de cette membrane, il faut en inciser le segment inférieur un peu au-dessus de la *caroncule*, et ouvrir une nouvelle pupille vers la tempe, en incisant l'iris autant que possible, suivant son diamètre transversal. Si l'opérateur, obligé d'exécuter cette opération sur l'œil gauche, n'est pas ambidextre, il se placera latéralement, ou derrière la tête du malade, lorsqu'il n'aura plus que l'iris à diviser. La tache occupe-t-elle le segment externe de la cornée ; c'est immédiatement au-dessous d'elle qu'il faut pratiquer l'incision, pour ouvrir la nouvelle pupille du côté du nez, sur un point correspondant à l'axe transversal de l'iris. C'est toujours sur l'endroit opaque qu'il convient d'inciser la cornée, puisque l'expérience prouve que cette altération organique n'empêche ni la réunion de la plaie, ni l'établissement d'une cicatrice solide. Une autre règle non moins importante, mais relative à la section de l'iris, consiste à ne pas trop se rapprocher du cercle ciliaire, corps opaque qui pourrait arrêter plus ou moins la marche de la lumière.

Tous ceux qui connaissent l'anatomie de l'œil, savent que le corps et les procès ciliaires s'étendent, depuis le cercle du même nom, jusqu'à la capsule cristalline, et forment ainsi, derrière l'iris, une zone circulaire dont la largeur peut égaler le quart du rayon de cette membrane. Il résulte de cette disposition, que toute pupille artificielle qui ne correspond pas, au moins dans une partie de son étendue, à la capsule cristalline, ne peut nullement servir à la vision: telles sont toutes celles qu'on pratique trop près de la grande circonférence de l'iris et du cercle ciliaire. Je ne prétends pas que cette règle soit sans exceptions. M. Demours rapporte un fait qui semble déposer contre elle, et on en trouve de semblables dans quelques autres auteurs; mais une opération ne peut-elle pas réussir malgré ses imperfections? Un succès qu'amène une heureuse combinaison de circonstances, peut-il justifier une méthode essentiellement vicieuse? Il importe, dans tous les cas, de s'éloigner de la grande circonférence de l'iris, dans l'opération de la pupille artificielle; car quels obstacles n'apporterait pas à la vision un organe vasculaire et dense, comme le corps ciliaire, susceptible d'intumescence et d'une sorte d'érection? Ajoutez qu'il est impossible d'atteindre et d'exciser la plus petite partie de ce corps opaque, masqué par l'iris ou par le sang qui coule de cette membrane, après la formation de la nouvelle pupille.

Nous avons dit que le resserrement de la pupille dépendait quelquefois de l'espèce de traction que l'iris éprouve, lorsqu'elle contracte des adhérences avec un point de la cornée; c'est un effet ordinaire de l'affection connue sous le nom de *procidence de l'iris*, véritable hernie de cette membrane qui s'engage dans une ouverture de la cornée. Cette maladie est assez souvent compliquée de cataracte, ou d'opacité partielle de la cornée; quelquefois cependant toutes ces parties conservent alors toute leur transparence. Occupons-nous d'abord de ce dernier cas, dans lequel il n'y a pas, à vrai dire, oblitération de la pupille, mais seulement déviation de cette ouverture, qui perd sa forme, se rétrécit, et devient incapable d'admettre la quantité de lumière indispensable à l'exercice de la vision.

Pour corriger ce vice accidentel de conformation , il n'est pas d'instrument plus convenable que les ciseaux de Maunoir ; il faut seulement que les lames se terminent l'une et l'autre par un petit bouton. On commence par inciser la cornée, suivant les règles que nous avons indiquées plus haut; on introduit ensuite les ciseaux fermés dans la chambre antérieure pour détacher l'iris de la cornée. La séparation de ces deux membranes permet ordinairement à la pupille de reprendre de suite sa situation et ses dimensions naturelles. Mais ce procédé n'est plus applicable aux cas dans lesquels les adhérences de l'iris et de la cornée offrent une assez grande résistance : il faut alors passer dans la pupille l'une des lames de l'instrument, et la glisser derrière l'iris, jusqu'à ce que la pointe parvienne à la grande circonférence de cette membrane; en même temps on imprime à l'autre lame, restée dans la chambre antérieure, un mouvement analogue, et on pratique sur l'iris une incision en forme de V, sans intéresser ni le cristallin ni sa capsule, qui conservent leur diaphanéité (1). Quelques opérateurs, dont l'exactitude égale la dextérité, assurent qu'une incision simple remplit parfaitement, dans ce cas, le but qu'on se propose, qui est de rendre à la pupille les dimensions indispensables à l'exercice de la vision; il faut seulement que cette incision tombe sur le contour de la pupille même.

Adams propose, dans le cas dont il s'agit, de détacher l'iris de la cornée, et d'attirer la pupille vers un point diaphane de la dernière de ces membranes. Son procédé consiste à faire une ponction à la cornée, à une ligne de distance environ de l'endroit auquel l'iris adhère, à rompre cette adhérence, et à provoquer une

---

(1) Ce procédé opératoire est également applicable aux cas de resserrement de la pupille, qui ne sont compliqués ni de procidence de l'iris, ni d'opacité du cristallin ou de sa membrane.

nouvelle procidence de l'iris, en attirant cette membrane dans la petite plaie qu'il a faite à la cornée : il se sert quelquefois d'une petite pince pour exercer cette traction. J'abandonne aux praticiens le soin de déterminer à laquelle des deux méthodes que je viens de décrire on doit donner la préférence. Quant à moi, j'incline à croire qu'une double procidence de l'iris sur le même œil est une affection grave, qui, loin d'améliorer l'état du malade, ne doit avoir pour effet que d'augmenter l'opacité de la cornée et le resserrement de la pupille.

Nous n'avons considéré, jusqu'à présent, que les cas les plus simples de constriction de la pupille ; nous avons fait abstraction de toute complication, pour exposer avec plus de clarté les indications que présente cette maladie, et les moyens de les remplir. Mais la constriction de la pupille ne se montre pas toujours dans cet état de simplicité ; le plus souvent, au contraire, elle coexiste avec une cataracte cristalline ou membraneuse ; quelquefois même il y a de plus adhérence de la capsule cristalline à la face postérieure de l'iris. Parcourons successivement toutes ces complications, et indiquons les modifications que chacune d'elles nécessite dans le procédé opératoire.

Toutes les fois qu'une ophthalmie interne

succède à l'opération de la cataracte, la capsule cristalline (je suppose que l'opérateur ait eu l'imprévoyance de ne pas la dilacérer ou l'extraire) se trouble, s'épaissit, et contracte des adhérences avec la face postérieure de l'iris; et lorsque l'inflammation cesse, la pupille étroite et froncée ne peut ni se contracter ni s'agrandir, soit qu'on expose l'œil à l'influence de la lumière, soit qu'on le soumette à l'action de l'extrait de belladone. Cette complication n'est pas toujours consécutive à l'opération de la cataracte; l'ophthalmie interne , quelle que soit sa cause, peut amener l'opacité de la capsule cristalline, et l'adhérence de cette membrane à l'iris.

On reconnaît cette complication à l'aspect que présente la partie de la capsule cristalline, qu'on aperçoit à travers la pupille ; elle est blanche ou tirant sur le jaune, et paraît comme froncée ou traversée par diverses lignes ; mais, à moins que le malade n'ait antérieurement subi l'opération de la cataracte, on reste incertain de savoir si cette capsule seule a perdu sa transparence, ou s'il y a simultanément opacité du cristallin. L'incertitude, au reste, est ici sans inconvénient; car, quel que soit l'état du cristallin, il est indispensable de le déplacer, s'il faut, en ouvrant une pupille artificielle, détruire ou déplacer sa capsule. Privé de son enveloppe, comment pourrait-il, en effet, conserver sa situation et sa vitalité?

Lorsqu'il y a simultanément constriction de la pupille, opacité de la capsule cristalline, et adhérence de cette capsule à l'iris, l'opération ne peut réussir que dans les cas où le malade conserve la faculté de distinguer la lumière des ténèbres; mais vainement voudrait-on, à l'aide d'une aiguille à pointe droite ou recourbée, détacher la capsule cristalline et l'éloigner du champ de la pupille.

L'expérience démontre l'insuffisance et les inconvénients d'une telle tentative; car il se peut que la pointe de l'aiguille, dont la vue ne guide pas les mouvements, s'engage dans l'iris, et alors il est plus facile de détacher cette membrane du cercle ciliaire que de rompre les adhérences qu'elle a contractées avec la capsule cristalline. Parvînt-on même à séparer ces deux membranes, il serait encore impossible de terminer l'opération, puisque l'étroitesse de la pupille ne permettrait pas de pousser dans la chambre antérieure les lambeaux de la capsule cristalline, ni les fragments du cristallin.

L'opération suivante me paraît être, dans la circonstance dont il s'agit, la plus prompte dans son exécution, et la plus sûre dans ses résultats. On incise la cornée dans une assez petite étendue, soit à la partie inférieure, soit du côté du nez ou vers la tempe, soit dans tout autre point où la membrane peut offrir une opacité partielle. Mais quel que soit le lieu qu'on choisisse pour pratiquer cette section, il faut, autant que possible, éviter l'emploi de toute espèce de *speculum oculi*. On introduit dans la chambre antérieure les ciseaux de *Maunoir*; on imprime à celle des lames qui se termine par un petit bouton, le même mouvement que dans les cas ordinaires; mais on enfonce plus profondément l'autre lame, à l'aide de laquelle on transperce l'iris, la capsule cristalline et le cristallin lui-même. Il suffit ensuite de fermer l'instrument pour diviser, d'un seul coup, ces trois tissus différents; mais, si une seule incision ne suffit pas, il faut, sans plus tarder, en pratiquer une seconde qui tombe à angle aigu sur la première, de manière à circonscrire un lambeau figuré comme la lettre V. Il en résulte une large ouverture, qui permet de distinguer tous les fragments opaques du cristallin et de sa capsule. Jouissent-ils d'une certaine consistance ; une légère pression, exercée sur le globe de l'œil, suffit pour les faire passer dans la chambre antérieure, d'où on les extrait, comme dans l'opération de la cataracte. Cette extraction ne présente aucune difficulté ; car si l'ouverture de la cornée n'a pas assez d'étendue pour admettre la totalité du cristallin, elle peut aisément donner passage aux fragments de ce corps opaque. Le cristallin, au contraire, est-il *mou, caséeux;* il faut en aller chercher successivement toutes les portions à l'aide d'une petite curette, ou bien avec les pinces fenêtrées de *Maunoir*, lesquelles ne diffèrent des pinces à *polype* que par leur extrême ténuité. La pince dont nous venons de parler, peut encore servir pour extraire les lambeaux de la capsule cristalline; mais on peut la remplacer, dans ce cas, par un crochet excessivement fin. Quant à la portion de capsule adhérente au lambeau triangulaire de l'iris, elle ne pourra jamais mettre obstacle à la vision, parce qu'elle sera nécessairement entraînée dans le mouvement de rétraction qu'éprouvera ce lambeau de son sommet vers sa base. Le cristallin peut conserver sa transparence, malgré l'opacité de sa capsule; il devient alors assez difficile de le distinguer du corps vitré, circonstance qui complique l'opération et nécessite toute l'attention de l'opérateur. Mais quelles que soient ses précautions et sa dextérité, il n'est pas rare de voir, quelques jours après l'opération, de petits fragments du cristallin et des lambeaux de sa capsule, suspendus dans la chambre postérieure de l'œil, se présenter au niveau de la nouvelle pupille; il faut alors introduire dans l'œil, à travers la sclérotique, une

aiguille à cataracte, pour détacher tous les débris opaques, s'ils adhèrent à l'iris, et les pousser
dans la chambre antérieure; ils se dissoudront
dans l'humeur aqueuse, et seront absorbés avec
elle.

Nous avons insisté plus haut sur l'avantage
de se rapprocher le plus possible de la partie
centrale de l'iris, dans l'opération de la pupille
artificielle; nous ajouterons ici qu'une pupille
ouverte, dans ce point, est infiniment plus favorable à la vision que toute autre : il est facile
d'en donner la raison physique. C'est au centre
de la pupille que correspond la plus grande convexité de la cornée ; c'est donc sur ce point que
doit tomber le plus grand nombre des rayons
lumineux. Aussi, lorsque les circonstances de la
maladie n'ont pas permis de donner à la nouvelle
pupille cette situation avantageuse, les malades
sont-ils, comme après l'opération de la cataracte, obligés d'avoir recours aux verres convexes. Il faut, de plus, qu'ils aient l'attention
d'en placer latéralement le foyer dans la direction même de leur pupille (1).

______

(1) Reisinger est l'auteur d'un nouveau procédé pour
l'opération de la pupille artificielle : il conseille de faire une
petite ouverture à la cornée transparente, pour introduire
un petit crochet double dans la chambre antérieure, détacher l'iris du cercle ciliaire dans une certaine étendue, et
attirer cette membrane entre les lèvres de la plaie de la

cornée. L'adhésion de ces deux membranes ne tarde pas à s'établir , et s'oppose à la rétraction de l'iris et au resserrement de la nouvelle pupille. L'auteur conseille, en outre, d'exciser un petit lambeau de l'iris, lorsque cette membrane résiste avec une certaine force à la distension qu'on lui fait éprouver , ou lorsqu'on a lieu de craindre que la cornée ne se trouble dans une trop grande étendue. Voyez , pour plus de détails, *le Journal de Médecine , par M. Leroux* , 1816.

Cette opération , qui n'est qu'une combinaison de celles de *Beer* et d'*Assalini* , n'a pas cette simplicité qui caractérise les procédés d'une chirurgie rationnelle. Toutes les modifications que l'auteur indique , ne peuvent me persuader que son procédé soit applicable à tous les cas de constriction de la pupille , et particulièrement à ceux compliqués de cataracte et d'adhérence de la capsule cristalline à la face postérieure de l'iris. Jusqu'à ce que des faits nombreux me prouvent le contraire, je croirai difficilement , et mes doutes, je pense , seront partagés par tous les hommes de l'art , je croirai difficilement qu'on puisse impunément enfoncer un crochet dans la conjonctive , pour fixer l'œil , et fatiguer l'iris par des tractions répétées. Comment de telles manœuvres n'auraiént-elles pas les plus fâcheux résultats ?

NOTE.

Il est peu d'opérations qui comportent un plus grand nombre de procédés et de méthodes que celle de la pupille artificielle. On peut voir, par l'exposé critique que vient d'en faire M. Scarpa, que les auteurs ne sont d'accord ni sur les principes , ni sur le procédé manuel de l'opération. A quoi tient une telle divergence d'opinions ? Peut-être à la multiplicité des affections qui peuvent nécessiter l'opération de la pupille artificielle, ou bien à la possibilité d'arriver au même but par des moyens très-différents. On peut rapporter à trois divisions principales toutes les méthodes imaginées, jusqu'à ce jour, pour l'établissement d'une pupille artifi-

cielle : 1° la simple section perpendiculaire ou transversale
de l'iris ; 2° l'excision d'une petite portion de cette membrane ; 3° le décollement de sa circonférence. La première
méthode, ou la *corotomie*, pour adopter le langage scienti-
fique des Allemands, compte aujourd'hui peu de partisans.
Imaginée par Cheselden, qui l'exécuta plusieurs fois avec
succès, elle n'eut pas les mêmes résultats entre les mains habiles de Sharp. Ce dernier prétend que la plaie faite à l'iris
se ferme toujours, après un temps plus ou moins long. *Janin*
et *Guérin* crurent prévenir cet inconvénient, le premier en
donnant à la section de l'iris une direction perpendiculaire,
le second en pratiquant sur cette membrane une incision
cruciale : tous deux citent quelques succès en faveur de leur
procédé. M. *Maunoir* croit avoir trouvé, dans l'organisation
de l'iris, la véritable cause des nombreux revers reprochés
à la *corotomie*. On sait que cet anatomiste admet dans l'iris
deux plans musculaires ; l'un, à fibres rayonnantes, s'étend
de la grande circonférence de cette membrane au petit cercle
ciliaire ; l'autre, à fibres concentriques, forme le petit anneau de l'iris : il nomme le premier faisceau *dilatateur*, et le
deuxième faisceau *constricteur*. Or, dit M. Maunoir, toute
incision qui tombera perpendiculairement sur l'un ou sur
l'autre de ces faisceaux, ne tendra nullement à se resserrer,
tandis que celle pratiquée suivant la direction des fibres
musculaires se fermera presque toujours. Telle est la cause
de la différence des résultats obtenus par Cheselden,
Sharp, etc. Mais l'explication de M. Maunoir n'a convaincu
ni les chirurgiens ni les anatomistes. La plupart prétendent
même qu'on ne trouve dans l'iris aucune fibre musculaire
distincte. M. Adams, célèbre oculiste de Londres, s'est dé-
claré le partisan de la *corotomie*, dont il a soumis l'exécution
à des règles nouvelles. Il se sert d'un petit couteau, dont la
lame très-mince, longue de trois quarts de pouce environ,
large d'une demi-ligne, se termine par une pointe très-acérée,
disposée en rondache ; il plonge cet instrument dans l'œil, à

travers la sclérotique, là où l'on introduit ordinairement l'aiguille à cataracte : le tranchant de la lame doit être tourné en arrière. Aussitôt qu'il a traversé la sclérotique, la choroïde et la rétine, il perce l'iris, d'arrière en avant, près de sa grande circonférence, pour pénétrer dans la chambre antérieure; puis, avec le tranchant de la lame qui se trouve alors appliquée sur la face antérieure de l'iris, il divise cette membrane à-peu-près dans toute l'étendue de son diamètre transversal; les bords de la division s'écartent un peu l'un de l'autre, et la pupille nouvelle, sous la forme d'une ouverture elliptique, livre un passage facile aux rayons lumineux. Telle est l'opération que M. Adams dit avoir pratiquée avec succès dans un grand nombre de cas. Elle a également réussi à M. le professeur Roux, sur un malade, dont il rapporte l'histoire dans la *Relation de son voyage à Londres*.

II. La seconde méthode, ou l'excision d'une portion de l'iris, est celle que préfère notre illustre auteur. Il est d'accord sur ce point avec *Maunoir*, de Genève, dont il emprunte l'instrument et le procédé. Nous ne reviendrons pas sur les nombreuses règles auxquelles il a soumis cette opération délicate. *Wenzell*, père, et *Demours* ont aussi pratiqué plusieurs fois avec succès l'excision d'une portion de l'iris. Le premier la soulevait avec des pinces, pour en retrancher une portion avec des ciseaux; le second ne se sert que de ciseaux. *Beer*, de Vienne, a long-temps pratiqué l'excision d'une partie de l'iris, opération qu'il nomme *carectomie*. Après avoir divisé la cornée, il attendait que l'iris s'engageât entre les lèvres de la plaie pour en retrancher une portion avec les ciseaux de *Daviel*. Lorsque des adhérences s'opposaient à l'issue spontanée de cette membrane, il l'attirait au-dehors avec un petit crochet, et en excisait une portion comme dans le cas précédent : le reste de la membrane contracte avec les bords de la plaie des adhérences qui rendent impossible le resserrement de l'ouverture artificielle. Mais Beer paraît avoir abandonné cette opération ; il préfère aujourd'hui la troisième méthode, c'est-à-dire le décollement de l'iris. Pour pratiquer cette dernière opération, il incise la cornée transparente, et détache l'iris du cercle ciliaire dans une certaine étendue, soit avec l'aiguille courbe de Schmidt, soit à l'aide du double crochet de *Reisinger*. Les Allemands ont fait subir à cet instrument de nombreuses modifications ; les uns se servent du crochet de *Langenbuk*, les autres de celui de *Grufe*. L'instrument qui nous paraît le plus commode est celui qui se compose de deux pièces, l'une fixe, l'autre mobile ; celle-ci, qui se termine par un double crochet, glisse longitudinalement sur la première, de manière que les deux petites pointes se trouvent masquées au moment du passage de l'instrument sous le lambeau de la cornée. Les Allemands ont imposé le nom de *corodialisis* à cette troisième méthode, qu'ils paraissent avoir adoptée exclusivement aux deux autres. On voit que leur procédé opératoire diffère beaucoup de celui qu'avait proposé M. Scarpa dans les premières éditions de son ouvrage. Cet auteur était alors partisan de la *corodialisis*, et la pratiquait avec une aiguille à cataracte qu'il plongeait dans l'œil, à travers la sclérotique. Des essais malheureux lui ont fait abandonner cette méthode. L'opération de la pupille artificielle n'a point été pratiquée un assez grand nombre de fois, pour qu'on puisse apprécier exactement les résultats de chaque méthode ; toutes ont leurs avantages et leurs inconvénients ; il n'en est aucune en faveur de laquelle on ne puisse citer quelques succès. Et peut-être, comme le dit M. le professeur Roux (*Relation d'un voyage à Londres*), devrait-on moins chercher à faire prévaloir une méthode sur toutes les autres, qu'à adapter chacune d'elles aux principales circonstances dans lesquelles on pratique l'opération de la pupille artificielle. (*Note des traducteurs.*)

CHAPITRE IV.

Du Staphylôme.

On appelle *staphylôme* une maladie qui détruit la transparence de la cornée, et se montre à la surface antérieure de l'œil, sous la forme d'une tumeur oblongue qui finit par se projeter entre les paupières. Blanche, ou couleur de perle, quelquefois lisse, d'autres fois bosselée, cette tumeur prive complètement le malade de la faculté de voir.

Le staphylôme n'est pas rare chez les enfants, sur-tout chez ceux qui, peu de temps après leur naissance, sont atteints d'une *ophthalmie puriforme*. La même maladie succède encore très-souvent à la variole ; mais, chose singulière, ce n'est jamais à l'époque de l'éruption, ni pendant la suppuration des pustules, que se montre le staphylôme ; c'est, au contraire, pendant la période de dessication, ou même après la chute des croûtes varioleuses.

Chez un grand nombre de sujets, le staphylôme, parvenu à un certain volume, reste stationnaire, ou croît seulement dans la même

proportion que l'organe auquel il appartient;
d'autres fois, au contraire, il y a une telle dis-
proportion entre l'accroissement de la tumeur
et celui du globe de l'œil, que la première s'in-
sinue entre les paupières, et se montre à l'extérieur, sous la forme d'une tumeur difforme,
excessivement douloureuse (1).

C'est avec raison qu'on regarde le staphylôme
comme une des maladies les plus graves aux-

---

(1) Il m'est arrivé naguère d'observer une singulière affection de la cornée; je ne sais trop si c'était un staphylôme, ou
bien une maladie d'un autre genre. Chez une dame de trente-
cinq ans, dont les yeux étaient naturellement saillants, le
centre de la cornée s'allongea tellement, que cette membrane,
au lieu de former un segment sphérique, enchâssé dans la
sclérotique, se montrait sous la forme d'un cône terminé
par une pointe saillante. Cette affection, commune aux deux
yeux, n'avait aucune cause connue; la cornée, vue de côté,
ressemblait à un entonnoir diaphane, uni par sa base à la
sclérotique. Dans certaines positions de l'œil, la pointe du
cône paraissait moins transparente que sa base; dans d'autres, la différence n'était nullement sensible. Au reste, cette
légère opacité, qu'elle fût illusoire ou réelle, n'apportait
aucun obstacle à la vision. Lorsque la malade tournait ses
yeux vers une fenêtre, le sommet du cône réfléchissait la
lumière avec une telle force, qu'il se montrait sous l'aspect
d'un point étincelant. Ce phénomène, toujours accompagné
du resserrement de la pupille, ne permettait plus l'admission
de la quantité de lumière nécessaire à la vision. Aussi la malade ne voyait-elle clairement que les objets modérément
éclairés.

quelles le globe de l'œil soit exposé. La perte
de la vue en est l'inévitable et triste conséquence; mais d'autres accidents viennent encore aggraver l'état du malade, lorsque la tumeur trop-volumineuse se projette entre les
paupières. Alors l'action continuelle de l'air et
des corpuscules étrangers qu'il renferme, le
frottement des cils, l'écoulement continuel des
larmes sur la joue, amènent l'inflammation de
l'œil et des parties voisines, inflammation qui
se communique sympathiquement à l'œil sain;
enfin des ulcères se forment en même temps
sur l'œil, sur la paupière inférieure et sur la
joue.

Les chirurgiens ont vu, pendant long-temps,
la cause première du staphylôme dans une
sorte de turgescence des humeurs de l'œil, à
laquelle ils attribuaient la distension de la cornée, distension comparable à celle qu'éprouve
le péritoine de la part des viscères contenus
dans l'abdomen, lorsqu'il se forme une hernie
abdominale. Richter (1), combattant cette théorie, remarque avec justesse que le plus souvent
le staphylôme paraît sans avoir été précédé
d'aucune diminution dans la résistance et l'élas-
ticité de la cornée; que cette membrane acquiert une épaisseur plus grande que celle qui

---

(1) *Observ. chirurg.*, fascicul. II.

lui est naturelle, et que la tumeur, loin d'être concave, est, au contraire, toute solide : circonstance qui seule prouverait que le staphylôme n'a pas l'origine qu'on lui assigne, et ne dépend ni de la distension, ni de l'amincissement de la cornée.

Mais quelle que soit l'autorité de Richter, à qui je me plais à rendre le juste tribut d'éloges qu'il mérite pour ses travaux distingués dans toutes les branches de l'art de guérir, je ne puis m'empêcher de dire que, si cet auteur célèbre a su déterminer la nature et la véritable origine du *staphylôme,* on peut pourtant lui reprocher de trop généraliser sa doctrine, en n'admettant aucune différence entre le staphylôme récent des enfants et celui qui, chez les adultes, a fait assez de progrès pour s'interposer entre les paupières. Je conviens, avec Richter, que le staphylôme récent des enfants, entièrement solide, coexiste toujours avec l'épaississement de la cornée; mais un fait qui n'est pas moins certain, et dont il m'est arrivé mille fois de constater la réalité, c'est que la même tumeur, qui, dans le principe, était saillante sur toutes ses faces, affecte avec le temps une tout autre forme. Examinez, chez un adulte, un staphylôme ancien et volumineux qui proémine entre les deux paupières, vous trouverez la cornée souvent plus mince, jamais plus épaisse que dans l'état naturel; la tumeur présente une concavité postérieure qui contient l'iris et le cristallin, assez souvent suivis d'une portion de l'humeur vitrée. Ce sont toutes ces parties qui donnent au staphylôme ancien l'apparence d'une solidité qui lui est vraiment étrangère.

La cornée des enfants, considérée dans l'état sain, est proportionnellement deux fois plus épaisse et plus pulpeuse que celle des adultes; aussi la chambre antérieure est tellement étroite chez les premiers, que l'iris et la cornée paraissent se toucher. Voulez-vous reconnaître jusqu'à quel point la cornée des enfants est molle et abreuvée de sucs? détachez cette membrane sur un cadavre, et pressez-la entre vos doigts, vous lui ferez perdre au moins la moitié de son volume, ce qui n'a jamais lieu chez les adultes. Un autre phénomène, exclusivement propre à la cornée des enfants, s'observe dans les injections fines de la tête. Toutes les fois que la matière injectée s'extravase abondamment dans les cavités de l'œil, la cornée cède, s'allonge, et proémine entre les paupières. C'est à cet état de mollesse et de pulposité de la cornée des enfants qu'il faut rapporter les fâcheux effets des métastases varioliques, ou de l'opthalmie puriforme : on sait que ces maladies déterminent souvent l'infiltration d'une matière épaisse et visqueuse entre les lames de la cornée ; alors

cette membrane perd sa transparence, se bour-
soufle, et dégénère en une tumeur acuminée,
blanchâtre ou couleur de perle, qui touche
en arrière ou même adhère à l'iris, membrane
généralement peu distante de la cornée chez
les enfants.

Mais le temps imprime une autre forme à
cette maladie. A mesure que l'œil participe au
développement général des organes, l'iris et le
cristallin abandonnent leur position naturelle,
et semblent céder à une force qui les pousse
d'arrière en avant. Peut-être faut-il attribuer en
partie ce déplacement à une sorte d'expansion
du corps vitré qui, dans la maladie qui nous
occupe, présente toujours plus de volume et de
fluidité que dans l'état naturel. Quoi qu'il en
soit, si la cornée n'offre pas assez de solidité
pour résister à la pression continue de l'iris et
du cristallin, cette membrane cède insensiblement, se projette en avant et se montre, au-
delà des paupières, sous la forme d'une tumeur
à parois d'autant plus minces, qu'elle est plus
volumineuse. Si j'en crois mon expérience per-
sonnelle, c'est toujours de la première enfance
que date l'apparition de ces staphylômes énormes qu'on voit, chez les adultes, proéminer au-
delà des paupières. Un autre fait que prouvent
à-la-fois l'observation clinique et la dissection
des corps, est que l'épaisseur et la densité de

la cornée sont toujours d'autant moindres, que
la maladie est plus ancienne. Dans les staphylômes anciens et très-saillants au-delà des paupières, on voit clairement, à travers la cornée,
l'iris contenue dans la tumeur; et si cette dernière membrane n'est pas également apparente
sur tous les points, c'est à cause d'une sorte de
voile plus ou moins opaque que forme, à la
surface du staphylôme, la conjonctive engorgée
et variqueuse. Cet état de la conjonctive peut
même en imposer au point de faire croire que
la cornée s'épaissit à mesure que le staphylôme
augmente, supposition dont un examen plus
approfondi démontre l'inexactitude. La cornée
véritablement affaiblie trouve seulement un
point d'appui dans la conjonctive plus dense et
plus épaisse. On peut admirer ici la prévoyance
de la nature, qu'on voit d'ailleurs développer
les mêmes ressources dans une foule d'autres
cas, pour soustraire à l'action nuisible des agents
extérieurs les organes accidentellement dépouil-
lés de leurs enveloppes naturelles.

Si, dans le plus haut degré de la maladie dont
nous parlons, la cornée, loin d'être amincie,
selon l'opinion commune, était, au contraire,
plus épaisse et plus dense que dans l'état naturel, comment ce phénomène aurait-il échappé
à tant d'hommes, observateurs aussi exacts
qu'habiles chirurgiens, qui, dans tous les temps,

ont dû rencontrer les staphylômes les plus anciens et les plus volumineux? Parcourez leurs ouvrages, et vous verrez que tous ceux qui traitent de la ligature du staphylôme insistent sur la nécessité de ne pas serrer trop fortement la tumeur, pour éviter que le fil n'opère immédiatement la section de la cornée, toujours très-amincie, lorsque la maladie est ancienne. *Gunzius* (1) dit même avoir été témoin de cet accident.

On voit, par ce qui précède, que la doctrine de *Richter* ne peut s'appliquer indistinctement à tous les cas. Cet auteur, en effet, n'a bien décrit que le *staphylôme* récent des enfants; mais il n'a pas connu tous les changements que le temps imprime à cette maladie, changements qui portent principalement sur l'épaisseur de la cornée.

Quelques chirurgiens décrivent, sous le nom de *staphylôme*, une affection de la sclérotique, qui consiste dans une distension partielle, une sorte de soulèvement qu'éprouve un point de l'hémisphère antérieur de cette membrane; d'autres révoquent en doute l'existence de cette maladie. Quant à moi, je n'ai jamais vu de *staphylôme* sur la partie de la sclérotique qui

____

(1) *De Staphylom. dissert. Voyez les Dis. chirurg.* de Haller.

constitue le blanc de l'œil; mais, chose qui paraîtra sans doute étrange, j'ai vu deux fois, sur le cadavre, l'hémisphère postérieur de cette membrane atteint d'une semblable dégénérescence. Ces faits ne sont peut-être pas les seuls de ce genre; mais aucun auteur, que je sache, n'en rapporte de semblables. Je constatai le premier de ces cas sur le cadavre d'une femme de quarante ans, dont je pris l'œil pour le soumettre à des recherches étrangères à la maladie qui nous occupe. Cet œil présentait une figure ovale (1), et plus de volume que l'œil sain; on voyait, sur l'hémisphère postérieur de la sclérotique, en dehors de l'entrée du nerf optique, une tumeur oblongue, grosse comme une petite noix (2). La cornée et les humeurs de l'œil conservaient toute leur transparence, et permettaient de voir, au fond de l'organe, une clarté brillante due au passage de la lumière à travers la sclérotique amincie, dans le point occupé par la tumeur. Après avoir plongé l'hémisphère postérieur de l'œil dans de l'esprit de vin mêlé de quelques gouttes d'acide nitrique, pour donner à la rétine plus de consistance et d'opacité, je vis distinctement que cette membrane ne se prolongeait pas dans la cavité du staphylôme;

---

(1) Pl. II, fig. 9.
(2) Pl. II, fig. 9. a.

que, dans le même point, la choroïde décolorée n'offrait pas, comme dans l'état sain, un élégant réseau de capillaires sanguins; enfin, que la sclérotique était amincie, au sommet de la tumeur, au point d'égaler à peine l'épaisseur d'une feuille de papier à écrire. J'appris que la femme sur le cadavre de laquelle je faisais ces observations avait, depuis quelques années, perdu complètement la faculté de voir de l'œil dont je viens de décrire l'altération morbide. Cet accident survint pendant le cours d'une ophthalmie rebelle, et accompagnée de violentes douleurs de tête.

J'ai eu occasion de répéter la même observation sur un œil qui me fut envoyé par le docteur *Monteggia*, auteur de plusieurs ouvrages estimés sur la médecine et la chirurgie. Cet œil, pris par hasard sur le cadavre d'une femme de trente-cinq ans, était, comme le précédent, oblong et plus volumineux que son congénère (1). Le staphylôme dont il était affecté occupait l'hémisphère postérieur de la sclérotique, et correspondait à la partie externe de l'entrée du nerf optique (2); le corps vitré paraissait s'être changé en eau; la capsule cristalline était gorgée d'un fluide blanchâtre et

---

(1) Pl. II, fig. 10.
(2) Pl. II, fig. 10. *a*.

peu consistant; le cristallin jaunâtre était moins volumineux que dans l'état naturel; la rétine ne se prolongeait pas dans la cavité de la tumeur qui était exclusivement formée par la sclérotique et la choroïde; ces deux membranes étaient, dans ce point, amincies et perméables à la lumière. Je ne sais jusqu'à quel point la malade conservait, avant de mourir, la faculté de voir avec un œil si gravement affecté. Le docteur *Monteggia* ne put me fournir, à cet égard, aucun renseignement positif. Il est remarquable que, dans les deux cas que je viens de rapporter, le staphylôme de la sclérotique correspondait au côté externe de l'entrée du nerf optique. Les observateurs parviendront peut-être, à l'aide d'observations ultérieures, à déterminer les caractères diagnostiques de cette sorte de *staphylôme* de la sclérotique; mais il me paraît douteux qu'il soit jamais au pouvoir de l'art, je ne dis pas de guérir, mais seulement d'arrêter les progrès d'une affection que sa nature autant que son siège rendent inaccessible à tous nos moyens chirurgicaux.

Mais revenons au staphylôme de la cornée. Il ne peut être question, dans le traitement de cette affection, de rétablir la vue; la cornée désorganisée n'est pas susceptible de recouvrer sa transparence. La conduite à tenir doit varier selon la période et le degré de la maladie. La tumeur est-elle récente? existe-t-elle chez un enfant? il faut tâcher d'arrêter ses progrès, et de lui imprimer, s'il est possible, une forme aplatie qui défigure moins le malade. Est-elle, au contraire, ancienne et volumineuse? proémine-t-elle entre les paupières? il faut alors que l'art trouve le moyen de la faire rentrer dans l'orbite, et de réduire ses dimensions de manière à permettre l'application d'un œil artificiel.

Dans les cas de staphylôme récent, *Richter* conseille d'établir un ulcère artificiel sur la partie la plus déclive de la tumeur, pour provoquer la sortie de l'humeur grossière et tenace qui engorge et trouble la cornée : le nitrate d'argent ou le beurre d'antimoine sont les caustiques qu'il préfère pour la formation et l'entretien de cette sorte d'exutoire. L'auteur assure avoir vu plusieurs fois cette légère opération amener la diminution de la tumeur. Un de ses malades, sur lequel il la pratiqua, fut même assez heureux pour recouvrer la vue; il ne restait pas les moindres traces du staphylôme, et la cornée reprit toute sa transparence. J'avoue que cette cure me paraît en quelque sorte un prodige dont n'approchent pas les guérisons les plus merveilleuses consignées dans les ouvrages sur les maladies des yeux; j'ajoute, comme circonstance non moins extraordinaire, que Richter obtint le succès dont il est question en quatorze jours. *Ter repetita operatione, quarto scilicet, septimo et decimo die, ne vestigium quidem morbi die decimo quarto supererat* (1).

Il m'est arrivé plusieurs fois d'appliquer la méthode de Richter au traitement du *staphylôme* récent des enfants; je comptais, avec une sorte de confiance, sur la réussite de cette opération dont les principes me paraissent déduits d'une connaissance approfondie de la nature du staphylôme; d'ailleurs, je craignais peu de m'égarer sur les traces d'un chirurgien des plus illustres; néanmoins je ne suis jamais parvenu, et la vérité m'impose le triste devoir d'en faire l'aveu, je ne suis, dis-je, jamais parvenu à obtenir aucun résultat comparable au succès que rapporte Richter. J'ai traité trois enfants atteints de *staphylôme*, à la suite de la variole; l'un d'eux n'avait que dix-huit mois, les deux autres avaient un peu plus de trois ans; j'établis et entretins, pendant trente jours, sur la partie la plus déclive de la cornée, un petit ulcère, qui n'amena aucun changement ni dans le degré d'opacité de cette membrane, ni dans le volume de la tumeur. J'ai répété la même opération sur un enfant de cinq ans, récemment atteint d'un staphylôme à la suite d'un violent chémosis; je me servis d'une lancette pour établir le petit

---

(1) *Observ. chirurg.*, fascic. II.

exutoire, que j'entretins ensuite pendant cinq semaines à l'aide d'une solution de pierre infernale. Le *staphylôme* s'affaissa légèrement, et perdit l'espèce de pointe qui le terminait (1); mais la cornée resta opaque dans toute son étendue. Sur deux autres sujets qui se trouvaient à-peu-près dans des circonstances semblables, j'eus la patience d'entretenir le petit ulcère pendant cinquante jours, sans obtenir aucune diminution dans le volume du *staphylôme*, qui conserva sa couleur de perle et sa forme acuminée.

Je ne conteste pas que l'opération de Richter, exécutée par des mains habiles, ne puisse amener, dans quelques cas heureux, sinon le retour de la vue, du moins la diminution, l'affaissement du staphylôme récent des enfants. Il faut, avant de prononcer sur cette question, en appeler à de nouvelles expériences ; mais il est difficile de se persuader que le même plan curatif puisse jamais s'appliquer, avec succès, au traitement du staphylôme ancien qu'on voit, chez les adultes, s'échapper entre les paupières et pendre sur la joue. Qu'espérer alors d'un ulcère artificiel de la cornée, membrane qui, dans

----

(1) La forme conique du *staphylôme* est un signe caractéristique par lequel cette tumeur se distingue du *leucoma,* avec opacité complète de la cornée.

cette période du staphylôme, n'est plus pulpeuse et simplement gorgée d'une humeur tenace, mais desséchée, coriace, énormément distendue, et recouverte d'une lame calleuse formée par la conjonctive et ses vaisseaux variqueux! On voit quelquefois ces staphylômes anciens et considérables s'ulcérer accidentellement par le choc d'un corps extérieur, par l'action des larmes, ou la pression continuelle des parties voisines; mais jamais, dans ce cas, la tumeur n'éprouve de diminution; quelquefois même, s'il faut en croire les auteurs, elle perd son caractère primitif et dégénère en un fongus de mauvaise nature.

Ainsi, toutes les fois que le staphylôme, arrivé au terme de son développement, proémine entre les paupières, il ne reste qu'un parti à prendre, c'est de resciser la tumeur: il n'y a pas d'autre moyen de faire disparaître la difformité du malade. Lorsque la plaie est cicatrisée, on applique un œil artificiel.

Voyons comment s'exprime *Celse* sur cette opération (1). *Curatio duplex est. Altera ad ipsas radices per medium transuere acu duo lina ducente; deinde alterius lini duo capita ex superiore parte, alterius ex inferiore adstringere inter se, quæ paulatim secando id excidant.*

---

(1) *De Medicina*, lib. *VII*, cap. 7.

II.　　　　　　　　　　　　　　　　　10

Altera in summa parte ejus ad lenticulæ ma-
gnitudinem exscindere; deinde spodium aut cad-
miam infricare. Utrolibet autem facto, album
ovi lana excipiendum, et imponendum; postea-
que vapore aquæ calidæ fovendus oculus, et
lenibus medicamentis unguendus est.

La première méthode, ou la ligature du staphylôme, est une opération justement abandonnée de nos jours. La plupart des chirurgiens,
il est vrai, passent ordinairement un fil à travers la tumeur, mais ce n'est pas pour en
étreindre la base; ils n'ont d'autre but, en re-
courant à cette manœuvre assez cruelle, que de
soumettre le globe de l'œil à une sorte de traction, qui lui donne une situation fixe et facilite
la rescision du staphylôme. Mais s'il est vrai,
comme je me propose de le démontrer plus
bas, qu'on puisse arriver au même but à l'aide
d'un moyen plus simple, plus prompt et beaucoup moins douloureux, je ne doute pas que
les chirurgiens ne vouent bientôt à un entier
oubli, dans le traitement du *staphylôme*, l'emploi de toute ligature, soit comme but principal
de l'opération, soit comme simple moyen auxi-
liaire.

Quant à la rescision du *staphylôme*, seconde
méthode indiquée par *Celse*, il me semble qu'on
n'a pas accordé jusqu'à ce jour une assez grande attention aux expressions de cet auteur. C'est à tort,

en effet, qu'on suppose qu'il recommande d'exciser circulairement le *staphylôme* au niveau de sa base, comme on le pratique aujourd'hui ; il dit formellement que cette rescision ne doit porter que sur le centre de la tumeur : autrement comment n'en emporter que la largeur d'une lentille ? *In summa parte ejus ad lenticulæ magnitudinem exscindere.* La grande importance de ce précepte de *Celse* ne peut être appréciée que par ceux qui ont eu plusieurs fois l'occasion de comparer les avantages de l'excision partielle, aux graves inconvénients qu'entraîne l'ablation complète du staphylôme. Cette dernière opération, familière aux chirurgiens modernes, acquiert encore un surcroît de gravité, lorsqu'on adopte la modification de *Woolhouse* qui veut qu'on emporte, avec la cornée malade, un lambeau circulaire de la sclérotique. Uu tel désordre amène nécessairement une forte inflammation, de violentes douleurs de tête, l'insomnie, des convulsions, la suppuration, et quelquefois la gangrène de l'œil et des paupières. Je le répète, c'est un fait mis hors de doute par les observations les plus nombreuses, que les suites de la résection du staphylôme sont d'autant plus graves, qu'on s'est plus approché de la sclérotique en cernant la base de la tumeur.

Mais décrivons la méthode opératoire à laquelle nous ont conduits les principes que nous venons de développer. Le malade est assis, la tête fixée par un aide ; l'opérateur prend un petit couteau semblable à celui dont on se sert pour l'extraction du cristallin ; il l'enfonce dans la tumeur qu'il transperce de dehors en dedans, à une ligne et demie ou deux lignes de son sommet ; puis, poussant l'instrument dans la même direction, il taille, aux dépens de la tumeur, un lambeau demi-circulaire, très-analogue à celui qu'on pratique sur la cornée, dans l'opération de la cataracte ; il soulève ensuite ce lambeau avec une pince, et l'excise au niveau de sa base, en portant en haut le tranchant de l'instrument. Le diamètre du segment qu'on emporte à l'aide de cette double section, toujours relatif aux dimensions de la tumeur, peut varier depuis deux jusqu'à quatre lignes. Le plus souvent on enlève, avec le sommet de la tumeur, une petite portion de l'iris, qui, dès le principe du mal, contracte avec la cornée des adhérences plus ou moins étendues ; mais la lésion de cette membrane est moins un inconvénient qu'un avantage, puisqu'elle facilite la sortie du cristallin et celle d'une partie de l'humeur vitrée. Après cette évacuation partielle, le bulbe de l'œil s'affaisse et se cache derrière les paupières sur lesquelles on applique un plumasseau de charpie sèche, maintenu par une simple bande.

L'opération qu'on vient de décrire est à peine douloureuse. Les malades, ordinairement tranquilles les trois premiers jours, commencent, le quatrième, à éprouver de la douleur dans l'orbite ; il survient un léger gonflement inflammatoire. A l'apparition de ces symptômes, on applique, sur les paupières, un cataplasme fait avec la mie de pain et le lait pour favoriser la suppuration et accélérer le dégorgement du globe oculaire. Vers le septième ou le neuvième jour, à moins qu'il ne survienne quelque accident insolite, on voit sur le cataplasme, un mélange de pus et d'humeur vitrée ; bientôt cette matière devient blanchâtre et plus consistante ; le malade éprouve un soulagement marqué ; le globe de l'œil se resserre et se transforme en une sorte de tubercule qui se cache au fond de l'orbite.

Alors, si l'on écarte les paupières, on trouve la conjonctive rougeâtre et tuméfiée ; la plaie de l'œil se termine par un bourrelet circulaire, formé par une sorte de couenne blanchâtre ; ce bourrelet disparaît vers le dixième ou le douzième jour ; la plaie se resserre ensuite graduellement, et finit par se fermer complètement. Il reste néanmoins vers sa partie moyenne, mais seulement pendant quelques jours, un petit tubercule charnu, une sorte de papille rougeâtre qu'on fait disparaître à l'aide de quelques applications de pierre infernale.

Loin d'avoir à combattre aucun accident grave à la suite de cette opération, le chirurgien se trouve au contraire forcé, dans un grand nombre de cas, de soumettre l'œil à de nouvelles causes d'irritation, de le laisser long-temps à découvert, ou même d'en emporter une nouvelle zone circulaire de la largeur d'une demi-ligne, pour faciliter la sortie des humeurs et l'accès de l'air dans la cavité de cet organe, presque réfractaire à l'inflammation. On peut arriver au même but en introduisant, dans la cavité de l'œil, une petite tente de linge qu'on laisse jusqu'à ce qu'elle ait provoqué le degré d'inflammation nécessaire à l'établissement de la suppuration. On se borne, pendant le reste du traitement, aux applications émollientes locales; le globe de l'œil se resserre progressivement autour de son axe antéro-postérieur, et se transforme en un moignon régulier, très-favorable à l'application d'un œil artificiel.

Treizième observation.

Une jeune paysanne de dix-neuf ans, de *Cassaumagnago*, nommée *Regina Fedele*, portait, depuis son enfance, un staphylôme de l'œil gauche survenu à la suite de la variole ; la tumeur, dans ses accroissements progressifs, finit par s'engager entre les paupières, et se porter un pouce au - delà de ces voiles mobiles. La difformité, un larmoiement continuel, de fréquentes ophthalmies qui, primitivement développées sur l'œil malade, se transmettaient sympathiquement à l'œil sain, déterminèrent cette pauvre fille à réclamer les secours de l'art. Elle se rendit dans cet hôpital, le 20 septembre de l'année 1795.

Alors, je l'avouerai avec candeur, l'expérience ne m'avait pas encore instruit des avantages de la méthode opératoire, dont je crois avoir démontré la supériorité ; j'étais bien convaincu qu'il fallait à jamais proscrire l'opération de Woolhouse, qui consiste à emporter, avec la tumeur, une portion circulaire de la sclérotique ; mais je ne voyais nul inconvénient à se rapprocher des confins de cette membrane du côté de la cornée. Je pris donc un bistouri semblable à celui dont on se sert dans l'opération de la cataracte ; je le plongeai à travers la base du staphylôme au niveau du limbe de la cornée ; je soulevai la tumeur à l'aide d'une pince, et l'enlevai tout entière avec des ciseaux. A l'instant, les humeurs de l'œil s'écoulèrent, et cet organe se retira derrière les paupières. J'examinai attentivement la tumeur : la cornée, tout-à-fait distincte d'une enveloppe calleuse formée par la conjonctive, n'avait pas plus d'épaisseur que dans son état naturel ; elle était même amincie dans différents points.

Pendant l'opération, la malade donna des signes d'une vive douleur. Je me contentai d'appliquer sur les paupières une simple compresse fixée par une bande; mais je prescrivis une saignée du bras, qui me parut indiquée par l'état pléthorique de la malade. Une demi-heure après, elle fut prise de vomissements avec tremblement général du corps. J'ordonnai la mixture de Rivière et des lavements opiacés, ce qui n'empêcha pas le même accident de reparaître plusieurs fois pendant le reste du jour et la nuit suivante.

Le lendemain, les paupières et les membranes de l'œil parurent gonflées, rougeâtres, et comme menacées d'une inflammation gangréneuse. La fièvre était assez intense, le pouls dur; il y avait de la rougeur à la face, et de fortes douleurs de tête. Je fis pratiquer de suite une saignée du pied, et prescrivis, pour le soir, une application de sangsues à la tempe; les paupières furent couvertes d'un cataplasme fait avec la mie de pain, le lait et le safran. La malade délira pendant la nuit du second jour, et fut prise plusieurs fois d'un tremblement général.

Le troisième jour, j'écartai doucement les paupières entre lesquelles se montrait un corps noirâtre, semblable à du sang coagulé; c'était, en effet, un véritable caillot mêlé d'humeur vitrée; je me hâtai de l'enlever; et quoiqu'il ne se composât, tout au plus, que d'une demi-cuillerée de sang, je ne l'eus pas plutôt extrait, qu'il survint une rémission sensible de tous les symptômes.

Le sixième jour, l'engorgement des paupières avait un peu diminué; le bulbe de l'œil était recouvert d'une sanie purulente fétide; la circonférence de la plaie paraissait comme lardacée; un petit abcès, du volume d'un pois, s'était formé dans le tissu même de la conjonctive, vers le grand angle de l'œil; je l'ouvris à l'aide d'une lancette : du fond de ce petit foyer s'éleva bientôt une fongosité, qui me donna d'abord quelque inquiétude.

Je continuai l'application des cataplasmes émollients, et soumis la malade à l'usage d'une décoction de chiendent, avec addition d'un grain d'émétique par pinte. Cette boisson, qu'elle prenait à doses réfractées, avait le double avantage de favoriser la transpiration, et de procurer une ou deux selles par jour.

Ce ne fut que le treizième jour après l'opération que le pus prit les qualités vulgairement appelées *louables ;* la fièvre et les douleurs de tête se calmèrent; les paupières et le bulbe de l'œil s'affaissèrent graduellement; mais l'excroissance fongueuse de la conjonctive restait stationnaire.

Il n'y eut, pendant un mois, aucun changement ni dans l'abondance, ni dans les qualités du pus; les bords de la plaie conservaient toujours un aspect brunâtre et lardacé ; mais la suppuration ne tarda pas ensuite à diminuer beaucoup, et la plaie prit une couleur vermeille, après la chute d'une sorte de bourrelet circulaire, qui se détacha sous la forme d'une escarre. La fongosité de la conjonctive disparut, et le bulbe de l'œil, comme flétri, se retira au fond de l'orbite. La plaie se cicatrisa complètement dans l'espace de trois semaines.

La malade, soumise à l'influence d'un régime tonique, et à l'usage intérieur du quinquina, ne tarda pas à recouvrer sa première vigueur; et deux mois et demi après l'opération, elle retourna chez elle, heureuse, après tant de souffrances et de périls, d'avoir obtenu une guérison aussi complète que le comportait la nature de sa maladie.

Quatorzième observation.

Une paysanne de la vallée *Salinbeni*, âgée de trente ans, douée d'une faible constitution, nommée *Maria-Antonia Bariola*, portait, depuis son enfance, un staphylôme de l'œil gauche. La tumeur dont l'accroissement progressif avait été principalement accéléré depuis quatre ans par l'effet d'une percussion externe, s'avançait au-delà des paupières; elle était sujette à de fréquentes inflammations qui se propageaient sympathiquement à l'œil gauche, dont je trouvai la cornée ulcérée, lorsque la malade se rendit à l'hôpital. Après avoir consacré quelques semaines au traitement de cette affection consécutive, je lui proposai de la débarrasser du staphylôme, qui l'exposait sans cesse au danger de perdre complètement la vue; elle y consentit. Le 6 février 1796, je plongeai un couteau à cataracte dans la tumeur, à une ligne et demie de son sommet; je le poussai de dehors en dedans pour former un lambeau demi-circulaire que je saisis avec une pince, et que j'enlevai complètement, en dirigeant en haut le tranchant de l'instrument. Les dimensions de ce lambeau égalaient à peine le disque d'une circonférence de trois lignes de diamètre. Le cristallin sortit par l'ouverture; il avait une couleur brunâtre et un volume énorme; il fut promptement suivi de la plus grande partie de l'humeur vitrée. J'examinai soigneusement le lambeau que j'avais excisé; il n'avait pas, en général, l'épaisseur que présente la cornée dans l'état naturel, mais il offrait çà et là des callosités formées par une sorte d'endurcissement de la conjonctive. Le bulbe de l'œil se retira derrière les paupières sur lesquelles j'appliquai un plumasseau de charpie sèche, soutenu par une simple bande.

La malade ne donna aucun signe de douleur, ni pendant l'opération, ni pendant les cinq jours suivants. Il ne survint même aucune inflammation; l'œil rendait seulement, chaque jour, une petite quantité de mucosités. Il importait toutefois au succès de l'opération qu'il s'établît dans cet organe une inflammation suppurative. Lorsque je vis, le sixième jour, que rien n'annonçait l'apparition de ce travail salutaire, j'ordonnai à la malade d'enlever l'appareil, et d'exposer l'œil à l'air libre. Au bout de trente heures, parut l'inflammation de cet organe et des paupières, accompagnée d'un léger mouvement fébrile. Je fis appliquer sur ces parties un cataplasme composé de mie de pain et de lait. Trois jours après, je vis couler de l'œil une sérosité purulente qui fut bientôt remplacée par un pus de bonne nature. La circonférence de la plaie était blanchâtre et comme lardacée.

Dans l'espace de huit jours, la suppuration diminua progressivement, et la plaie se ferma complètement; il restait seulement, sur sa partie moyenne, une petite papille rougeâtre, que je touchai plusieurs fois avec la pierre infernale. Je cessai alors l'usage des topiques émollients, pour leur substituer celui du collyre vitriolique. Le bulbe de l'œil conserva tous ses mouvements, et présenta un point d'appui solide pour l'application d'un œil artificiel. La guérison était complète, un mois environ après le développement de l'inflammation.

Il suffit de comparer cette observation avec
la précédente, pour apprécier tous les avantages de l'amputation partielle du staphylôme.
On voit que l'opération, dont *Celse* nous a
transmis les préceptes, n'entraîne aucun des
accidents graves qui succèdent à l'extirpation
complète du staphylôme et, à plus forte raison, à la résection simultanée de la tumeur et
d'une partie de la sclérotique.

Je pourrais citer ici plusieurs autres observations analogues, mais je crois devoir m'en dis-
penser, puisque celles qui terminent le chapitre
suivant peuvent également contribuer à confirmer le même point de doctrine.

CHAPITRE V.

De l'Hydropisie de l'œil, ou de l'Hydrophthalmie.

Il en est des organes destinés à contenir une certaine quantité de fluide aqueux, limpide, comme des cavités dont les parois sont continuellement humectées de sérosité : il existe dans les uns et dans les autres un équilibre si parfait entre l'action des vaisseaux absorbants et celle des vaisseaux exhalants, que la quantité de ces fluides est toujours la même, malgré le renouvellement continuel auquel ils sont soumis, comme tout ce qui fait partie des corps organisés. Mais si, par l'effet d'une altération quelconque, l'équilibre vient à se rompre, les cavités n'étant plus humectées par cette espèce de rosée qui s'exhalait à leurs surfaces, se rapprochent et s'oblitèrent, ou, au contraire, se distendent outre mesure, si les vaisseaux lymphatiques ne peuvent suffire à l'absorption des fluides versés par les exhalants.

Considéré comme une cavité renfermant un liquide, l'œil est sujet à ces deux genres de lésions : la première se nomme *atrophie*; l'autre constitue l'*hydropisie* de l'œil, ou l'*hydrophthal-mie*. Dans la première, le globe de l'œil se flétrit, se resserre sur lui-même, et, comme le système absorbant agit sans cesse, à défaut de fluides, il s'exerce sur les parties solides de cet organe, commence par en diminuer le volume, et finit avec le temps par le détruire entièrement. Au contraire, dans l'hydrophthalmie, l'œil acquiert plus de volume que dans l'état naturel, et va quelquefois jusqu'à dépasser les paupières. Le dérangement des fonctions suit, comme on pense, les progrès de la lésion organique : la faculté de voir va donc toujours s'affaiblis-sant, jusqu'à ce qu'enfin elle soit entièrement perdue.

On fait dépendre assez généralement l'hy-drophthalmie de l'accroissement de l'humeur aqueuse, ou de celui de l'humeur vitrée. J'ai opéré un assez grand nombre d'hydrophthal-mies; j'ai disséqué des yeux hydropiques dans toutes les périodes de la maladie : eh bien ! je déclare que j'ai constamment trouvé le corps vitré plus ou moins désorganisé, et réduit en eau, suivant que le mal était ancien ou récent. Mais je n'ai jamais pu distinguer laquelle des deux humeurs précitées avait eu le plus d'in-fluence sur la formation de la maladie. Parmi les plus habiles oculistes modernes, il en est qui pensent que la principale cause de l'hy-

drophthalmie dépend d'une oblitération des po-
res organiques de la cornée, qui, s'opposant à
la transsudation du fluide aqueux, le force à
s'accumuler dans l'intérieur de l'œil, et produit
ainsi l'hydropisie de cet organe. Mais cette explication ne prouve rien, si ce n'est que les auteurs qui l'ont proposée ne connaissent pas le
rôle important que joue le systême lymphatique
dans l'économie animale. Comment ne voient-
ils pas que, d'après leur théorie, l'hydrophthalmie
serait une suite nécessaire de l'épaississement de
la conjonctive, du *leucoma*, et de toutes les
grandes cicatrices de la cornée ? conclusion
chaque jour démentie par les faits.

J'ai disséqué dernièrement un œil affecté d'hydropisie sur un enfant âgé d'environ trois ans
et demi, qui périt de consomption. Non-seulement le corps vitré manquait, et la cavité qu'il
avait occupé était remplie d'eau, mais la membrane même de ce corps était convertie en une
substance moitié spongieuse, et moitié lipo-
mateuse. Le volume de cet œil surpassait d'un
tiers celui de l'œil sain ; et cependant la sclérotique n'était pas plus mince de ce côté que
de l'autre, mais elle était souple, flasque : aussi
perdit-elle sa forme globulaire, dès qu'elle fut
séparée de la choroïde. La cornée formait un
disque d'un tiers plus grand que dans l'état
physiologique ; elle avait perdu cette *pulposité*

qui lui est naturelle, et elle était sensiblement
plus mince que celle de l'autre œil. Il y avait,
entre la cornée et l'iris, une grande quantité
d'un fluide aqueux légèrement teint en rouge.
Le cristallin et sa membrane devenue opaque
s'avançaient un peu dans la chambre antérieure,
dans laquelle ils ne pouvaient pénétrer plus
avant, à cause des adhérences que la capsule
avait contractées avec le bord libre de l'iris. A
peine cette capsule fut-elle ouverte, que le cristallin s'échappa, dissous dans une de ses moi-
tiés, ramolli dans l'autre. La partie postérieure
de son enveloppe ne put être entièrement séparée d'une substance dure, qui ne paraissait
être autre chose que la membrane dégénérée du
corps vitré. Ayant divisé la choroïde depuis le
ligament ciliaire jusqu'au fond de l'œil, il sortit
de la chambre postérieure une quantité considérable d'eau roussâtre, et pas un atome du
corps vitré. Au lieu de ce corps, je trouvai une
substance roulée sur elle-même en forme de
cylindre, moitié spongieuse et moitié lipoma-
teuse; elle était environnée de beaucoup d'eau,
et placée dans la direction de l'axe longitudinal
de l'œil, depuis l'entrée du nerf optique jusqu'au corps ciliaire, ou jusqu'à cette substance
dure à laquelle adhérait fortement la convexité
postérieure de la capsule cristalline. Dans l'é-
tendue de deux lignes et demie, à partir de

l'origine du nerf optique, ce petit corps cylindrique était recouvert d'une matière blanchâtre, repliée sur elle-même, comme l'épi-
ploon, lorsqu'on le tire en haut, vers le grand
bord de l'estomac. Je présume que cette
couche de matière blanchâtre n'était que la
rétine désorganisée : car, en versant de l'al-
cool sur la face interne de la choroïde, je me
suis convaincu qu'il n'existait aucune trace de
rétine à la face interne de cette membrane,
tandis que la substance dont je parle se durcit considérablement, et de la même manière
que la rétine, lorsqu'on la plonge dans l'esprit
de vin.

Secondement, le petit corps cylindrique et la
substance dure qui tenait lieu du corps ciliaire
n'étaient manifestement que la membrane du
corps vitré, dégénérée, comme je l'ai déja dit.
Mais il n'est pas facile de déterminer si la dégénérescence de la membrane hyaloïde avait été
la cause ou l'effet de l'hydrophthalmie. Quoi
qu'il en soit, ce fait, rapproché de ses analogues,
c'est-à-dire de ceux où je n'ai trouvé qu'une
lymphe sanguinolente, dans la chambre postérieure, en place de l'humeur vitrée, tend singulièrement à prouver que l'hydrophthalmie
consiste dans la sécrétion vicieuse d'un fluide
aqueux hors des cellules du corps vitré, et
quelquefois aussi dans une dégénérescence mor-

bide de la membrane qui concourt à former ce même corps (1).

Augmentation d'exhalation du fluide aqueux, tant dans l'intérieur des cellules, qui composent le corps vitré, qu'à l'extérieur, et défaut d'énergie du système absorbant de l'œil affecté : telles sont sans doute les causes prochaines de l'hydrophthalmie, comme elles sont celles de toutes les hydropisies. Mais on sent que cette accumulation de sérosité doit bientôt changer la forme du globe de l'œil : en effet, cet organe prend bientôt une figure ovale, dont l'une des extrémités se termine en pointe et répond à la cornée, puis s'étend dans toutes les dimensions, acquiert quelquefois un développement excessif, et finit par faire saillie hors de l'orbite, de manière à ne pouvoir plus être recouvert par les paupières ; ce qui donne à la physionomie du malade le même aspect que si l'on eût remplacé l'œil naturel par un œil de bœuf.

Les causes de cette maladie varient. Elle est tantôt précédée d'un coup sur l'œil ou sur la tempe, et tantôt elle succède à une ophthalmie

---

(1) Je démontrerai dans le chapitre VIII, que, dans le cas que nous venons de citer, l'hydrophthalmie était compliquée (ce qui est rare) d'un accident encore plus fâcheux ; je veux parler de cette affection à laquelle on a donné, dans ces derniers temps, le nom de *fongus hæ-matodes*.

interne; quelquefois elle n'est annoncée que par
une sensation pénible de distension dans l'orbite, par la difficulté de mouvoir le globe de
l'œil, et par une diminution sensible de la vue;
enfin, dans quelques cas, la maladie paraît sans
cause connue: c'est ce qui arrive principalement
chez les enfants en bas-âge, dont on ne peut
tirer aucun renseignement. Quoi qu'il en soit,
aussitôt que l'œil a pris la forme ovale dont
nous parlions tout-à-l'heure, et que la chambre
antérieure s'est agrandie, l'iris paraît plus éloignée de la cornée que dans l'état naturel, et
devient tremblante au moindre mouvement du
globe de l'œil (1) ; la pupille reste dilatée,
quelle que soit l'intensité de la lumière à laquelle elle est exposée, et le cristallin s'obscurcit
tantôt dès le commencement de la maladie, et
tantôt dans son plus haut degré. Lorsque le
mal est resté stationnaire, et que le cristallin
n'a pas entièrement perdu sa transparence, le
malade peut distinguer la lumière des ténèbres; il aperçoit encore les contours des objets

---

(1) Béquet s'est trompé, quand il a dit que je regarde le
tremblement de l'iris comme un *effet* de l'hydrophthalmie,
attendu que je ne fais mention de ce phénomène que pour le
placer au nombre des symptômes qui accompagnent cette
maladie; car je n'ignore pas que le tremblement de l'iris se
rencontre quelquefois dans des yeux sains, sous tout autre
rapport.

et les couleurs les plus vives. Mais, à mesure que l'œil augmente de volume, le cristallin devient plus opaque, et la rétine est comme paralysée par l'excès de distension qu'elle éprouve : elle est, par conséquent, insensible au petit nombre de rayons lumineux qui parviennent encore jusqu'à elle, en passant sur les côtés du cristallin.

Dans la dernière période de cette maladie, c'est-à-dire lorsque le globe de l'œil fait saillie hors de l'orbite, de manière à rendre les paupières inutiles, aux accidents que nous avons signalés, se joignent ceux qui proviennent du desséchement du bulbe, du contact des corps étrangers, du frottement des cils, de la chassie, du larmoiement, de l'ulcération de la paupière inférieure, sur laquelle le globe de l'œil est appuyé, et de l'excoriation du globe lui-même. C'est à toutes ces causes réunies qu'il faut rapporter les inflammations très-douloureuses dont l'hydrophthalmie s'accompagne de temps en temps, ainsi que la violence des céphalalgies. L'ulcération fait aussi des progrès ; elle offusque d'abord la cornée, ronge la sclérotique, et détruit de proche en proche toutes les parties qui composent l'organe de la vision.

Dès la première apparition de l'hydrophthalmie, les maîtres de l'art conseillent l'usage intérieur de l'extrait de ciguë, de celui de pulsatille noire, et le mercure à hautes doses pour provoquer la salivation, comme dans le traitement de l'hydrocéphale; à l'extérieur, des collyres astringents et corroborants, un séton à la nuque, et des compressions méthodiques sur le globe de l'œil, pour le faire rentrer dans l'orbite. Mais je dois dire que j'ai parcouru les plus grands observateurs, sans trouver un seul cas de guérison obtenue par les moyens internes ; et quant aux applications locales, je sais, par expérience, que les collyres astringents et la compression du globe de l'œil peuvent être très-nuisibles. Je me suis mieux trouvé de l'application d'un séton à la nuque, des lotions avec l'eau de mauve, et des cataplasmes composés de la même plante: si ces moyens n'ont pas été couronnés d'un plein succès, ils m'ont suffi du moins pour calmer momentanément les douleurs de l'orbite, du front et de la tempe, douleurs insupportables au malade, sur-tout lorsqu'ils sont sujets à des ophthalmies périodiques. Mais dès que le globe de l'œil commence à quitter la fosse orbitaire, il n'est d'autre moyen de prévenir et de calmer les accidents de l'hydrophthalmie, que de pratiquer l'opération. Elle consiste à vider l'œil de l'excès du liquide qu'il contient, et à déterminer un point d'inflammation dans l'intérieur de cet organe, pour forcer les membranes à se rapprocher, et le globe de l'œil à rentrer au fond de sa cavité. Différer cette opération, ce serait exposer le malade aux accidents d'une ophthalmie continuelle, au danger de l'ulcération de la paupière inférieure et du globe de l'œil, et même au cancer de cet organe, la terminaison sans contredit la plus funeste de l'hydrophthalmie.

Pour pratiquer l'opération de l'hydrophthalmie, on préconisait beaucoup autrefois la ponction, ou *paracenthèse* de l'œil. L'un des premiers fauteurs de cette méthode, Nuk (1), perçait l'œil au moyen d'un petit troiquart qu'il enfonçait précisément dans le centre de la cornée. Ensuite on jugea qu'il serait plus convenable de perforer le bulbe de l'œil sur la sclérotique, à deux lignes environ de la cornée, pour évacuer plus facilement, avec l'humeur aqueuse, une portion du corps vitré, et diminuer par-là le volume excessif du globe de l'œil.

Malgré l'autorité des plus célèbres chirurgiens, cette méthode est tombée en désuétude, parce qu'elle ne remplit pas le but qu'on doit se proposer dans l'opération de l'hydrophthalmie. C'est ce que sentiront facilement ceux qui sont à la hauteur de nos connaissances physiologiques, ceux sur-tout qui se font une

____

(1) *De duct. ocul. aquos.*, page 120.

juste idée des fonctions du système absorbant, et qui savent combien est incertain le succès de la paracenthèse, considérée comme moyen curatif des hydropisies chroniques en général, et de l'hydrocèle en particulier. En effet, la guérison de cette dernière maladie n'a jamais lieu, s'il ne se manifeste, après l'évacuation du liquide, une inflammation adhésive entre la tunique vaginale et la tunique albuginée. Et s'il est arrivé quelquefois que la simple ponction ait guéri radicalement l'hydrocèle, c'est lorsqu'elle a suffi pour exciter une inflammation entre ces deux membranes, et pour faire disparaître la cavité dans laquelle se fait l'épanchement de sérosité qui constitue l'hydrocèle.

Il suit de ces réflexions, que la ponction de l'œil, pratiquée dans la vue d'évacuer le superflu du liquide renfermé dans cet organe, ne saurait être, dans aucun cas, un moyen curatif de l'hydrophthalmie, à moins que la plaie faite avec le troiquart ne détermine une inflammation adhésive entre les membranes qui concourent à former le globe de l'œil, comme il peut arriver dans certaines manœuvres. Par exemple, Nuk raconte que chez un jeune homme de Bréda, auquel il avait pratiqué cinq fois la même opération, il fut nécessaire, à la sixième, de faire sucer à travers la canule du troiquart pour évacuer la plus grande quantité possible de l'humeur vitrée, et qu'il jugea prudent d'introduire entre les paupières et le bulbe de l'œil une lame de plomb, pour exercer sur ce dernier une compression continuelle. Le même praticien rapporte l'histoire d'une femme de La Haye, à laquelle il perça deux fois l'œil inutilement : la même opération fut répétée deux ou trois fois ; mais il ne dit pas quelle en fut l'issue.

Je ne suis donc pas éloigné de croire qu'on ait quelquefois obtenu la cure radicale de l'hydrophthalmie, par la ponction, dans des cas où l'on avait répété plusieurs fois l'introduction du troiquart, ou par d'autres moyens irritants, portés dans l'intérieur de l'œil, à la faveur du même instrument ; mais il suffit de la moindre réflexion pour demeurer convaincu qu'il faut attribuer ces succès non à l'évacuation du liquide, mais à l'irritation produite par le contact d'un corps étranger. Pénétré de cette vérité, c'est sans doute pour faire naître l'inflammation que Woolhouse a recommandé de tourner la canule au moins six fois entre les doigts, lorsqu'elle a pénétré dans l'intérieur de l'œil ; c'est dans les mêmes vues que Platner a proposé d'injecter, après la sortie des humeurs, un liquide étranger un peu tiède, et que Mauchart a recommandé de maintenir écartés les bords de l'ouverture faite à la cornée, au moyen d'un petit bourdonnet de charpie (1). Au reste, si ces observations prouvent l'insuffisance de la paracenthèse pour guérir radicalement l'hydropisie de l'œil, il est également évident que cette guérison est subordonnée à l'évacuation des fluides contenus dans l'œil, et au développement d'un degré d'inflammation suffisant pour déterminer l'adhésion de ses membranes.

Pour remplir cette double indication, le moyen le plus facile et le plus prompt de tous ceux qu'on a proposés jusqu'ici, est sans contredit celui dont j'ai parlé dans le chapitre précédent, en traitant du *staphylôme* chronique. Cependant je ne puis m'empêcher de répéter à cette occasion que la section circulaire du globe de l'œil, pratiquée sur la sclérotique, n'est pas seulement nuisible, mais dangereuse. En effet, cette opéraion est constamment suivie des plus graves accidents, et notamment d'hémorragies fréquentes : ces ont tantôt des grumeaux de sang qui s'amassent au fond de l'œil, tantôt c'est une inflammation violente du bulbe, des paupières ou du cerveau, d'autres fois des vomissements opiniâ-

---

(1) FLAJANI. Après la seconde ponction, dit cet auteur, il a été nécessaire d'introduire une petite tente, puis de dilater l'ouverture avec des ciseaux boutonnés, pour pouvoir introduire librement dans la cavité de l'œil, une mèche de charpie. (*Collect. d'observ.*, t. I, obs. 34.)

tres, des convulsions ou du délire qui menacent les jours des malades. Parmi les chirurgiens modernes qui nous ont fait connaître les résultats de leur pratique à cet égard, Marchant (1), Terras (2) et sur-tout Louis (3), méritent les plus grands éloges; ils ont tous avoué qu'ils ont eu souvent occasion de se repentir d'avoir incisé circulairement la sclérotique (4).

Mais la section circulaire du sommet ou du centre de la cornée, de la largeur d'une grosse lentille, selon le précepte de Celse, est exempte des accidents que nous reprochons à la section de la sclérotique. Outre que cette opération n'est nullement douloureuse, elle suffit pour donner issue aux humeurs de l'œil, et pour exciter le degré d'inflammation nécessaire au succès du traitement. Ajoutez à tous ces avantages celui de

---

(1) *Journal de Médecine de Paris*, janvier 1770. Sur deux exophthalmies ou grosseurs contre nature du globe de l'œil.

(2) *Ibid.*, mars 1776. Sur l'hydrophthalmie.

(3) *Mémoires de Chirurgie*, t. XIII, p. 286, 290.

(4) Je ne doute pas qu'ils ne s'exposent aux mêmes regrets, ceux qui voudront essayer la méthode proposée par Ford, pour la cure radicale de l'hydrophthalmie. Cette méthode consiste à passer un séton, composé de six fils de soie blanche, d'un angle de l'œil à l'autre; ces fils doivent être retirés un à un dans l'espace d'un mois, comme le pratiquait Pott dans le traitement de l'hydrocèle de la tunique vaginale. Voyez *Medical communications*, vol. I, p. 409.

prévenir l'affaissement subit du bulbe de l'œil, affaissement inséparable de la section circulaire de la sclérotique, d'où résulte une altération profonde des nerfs de cet organe, et des parties qui sympathisent avec lui, tels que la tête et l'estomac. Et cette sympathie n'est peut-être pas la cause la moins puissante des accidents que nous venons de signaler, accidents auxquels il faut ajouter ceux qui dérivent de l'exposition d'une large surface au contact de l'air, et des lotions qu'on a coutume de pratiquer en pareille circonstance (1).

Quant au manuel de l'opération, il est le même que celui que nous avons décrit dans le chapitre précédent. La faculté de voir étant perdue sans ressource, que la cornée soit transparente ou non, le chirurgien la percera, de part en part, à la distance d'une ligne et demie de son centre, et poussant transversalement le bistouri d'un côté à l'autre, il coupera la partie inférieure de la cornée en demi-cercle; puis saisissant ce

---

(1) Cette opération est, en effet, infiniment préférable à toutes les autres : il n'est qu'un seul cas où elle peut être remplacée avec avantage par l'incision, c'est lorsque l'hydropisie s'est formée avec tant de rapidité, qu'elle laisse quelque espoir d'une guérison sans difformité, et peut-être même sans la perte totale de la vue. Dans toute autre circonstance, la résection de la cornée est indispensable.

(*Note des traducteurs.*)

premier lambeau avec des pinces, il tournera le tranchant de l'instrument en haut, et faisant pour la partie supérieure ce qu'il a fait pour l'inférieure, il enlèvera circulairement le centre de la cornée, dans un diamètre égal à celui d'une grosse lentille (trois lignes environ sur un adulte). A la faveur de cette ouverture, et de quelques légères pressions, l'opérateur fera sortir facilement de l'œil la quantité d'humeurs nécessaire pour que le bulbe de l'œil, diminué de volume, rentre dans l'orbite, et soit recouvert par les paupières. Le reste sortira de soi-même, à travers l'ouverture de la cornée, sans qu'il soit nécessaire d'exercer de nouvelles pressions.

Jusqu'à l'établissement de l'inflammation, c'est-à-dire jusqu'au troisième ou cinquième jour, l'appareil consiste dans un petit plumasseau de charpie sèche et un bandage contentif. Mais dès que les phénomènes de réaction commenceut à se manifester, il faut recourir aux antiphlogistiques, et couvrir les paupières d'un cataplasme de mie de pain et de lait, qui sera renouvelé toutes les deux heures au plus. Il n'est pas rare de voir, dans le staphylôme et dans l'hydrophthalmie, qu'à la première apparition de l'inflammation, le bulbe de l'œil opéré se gonfle et fasse de nouveau saillie hors des paupières, comme avant l'opération ; il faut alors couvrir la portion excédente du globe de l'œil avec un morceau de linge fin, enduit d'un liniment composé d'huile et de cire, ou avec un jaune d'œuf et l'huile d'hypéricum : le tout sera recouvert d'un cataplasme de mie de pain et de lait.

On connaît que la suppuration a lieu, lorsque l'appareil est enduit d'une lymphe épaisse, mélée avec une portion des humeurs de l'œil, qui se font jour à travers l'ouverture de la cornée, et lorsque les bords de cette ouverture offrent l'aspect d'un cercle blanchâtre et cotonneux. Dès que cette suppuration est établie, les paupières commencent à s'abaisser, le bulbe de l'œil diminue de volume, se resserre sur lui-même, et rentre peu-à-peu dans l'orbite. Dans la suite, le cercle blanchâtre-cotonneux, représenté par les bords de la plaie, se sépare à la manière d'une escarre, et laisse un ulcère de belle couleur; celui-ci, de même que tout le globe de l'œil, se resserre, se fronce jusqu'à se fermer entièrement, et laisse au chirurgien la facilité de placer un œil artificiel entre les paupières et le moignon du bulbe.

Quoique, dans le plus grand nombre des cas, une perte de substance, de la largeur d'une lentille, soit suffisante chez un adulte pour exciter une inflammation modérée dans l'intérieur de l'œil, cependant si cette inflammation n'existait pas encore le cinquième jour, il faudrait exposer l'œil à l'air, ou, comme il a été dit en parlant du staphylôme, rafraîchir les bords de la plaie de la cornée, en enlevant encore une portion circulaire de cette membrane de la largeur d'une demi-ligne, ou un peu plus. Cette opération est très-peu douloureuse, et produit ordinairement l'effet desiré, c'est-à-dire le développement d'une inflammation intérieure, sans laquelle la guérison radicale de l'hydrophthalmie ne saurait avoir lieu.

Seizième observation.

Un paysan, âgé de treize ans et demi, d'une constitution robuste, avait l'œil droit d'un volume excessif, et si saillant hors de l'orbite, que les paupières ne pouvaient plus le recouvrir. La cornée, quoique nébuleuse, laissait encore entrevoir l'iris dans le fond de l'œil; la pupille était dilatée, et le cristallin rembruni.

J'appris de la mère de ce jeune homme, qu'à l'âge de deux ans, peu de temps après la dessiccation de la petite vérole, il avait été pris d'une violente inflammation des deux yeux, laquelle laissa un nuage épais sur la cornée, et spécialement sur celle du côté droit. La vue de l'œil gauche se rétablit, à la longue, par l'application réitérée des vésicatoires à la nuque et derrière les oreilles, et par d'autres remèdes appropriés. Mais l'œil droit resta nébuleux, et grossit par degrés jusqu'à acquérir le volume monstrueux qu'il présentait quand je le vis; et ce qu'il y a de remarquable, c'est que ce jeune homme ne se plaignait jamais de fortes douleurs dans cet œil.

Je l'opérai le 8 juin 1797.

Après avoir percé de part en part le point central de la cornée, avec le bistouri dont on se sert pour l'opération de la cataracte, et après avoir soulevé le segment inférieur avec des pinces, j'enlevai circulairement, avec les ciseaux de Daviel, le centre de la cornée dans l'étendue d'un diamètre de deux lignes ou un peu plus. Comme le cristallin hésitait encore à sortir, j'ouvris sa capsule avec la pointe du bistouri: aussitôt il s'échappa une humeur laiteuse, qui fut suivie du noyau même du cristallin, et d'une quantité considérable du corps vitré, réduit en fonte. Le volume du globe de l'œil diminua tellement, que les paupières pouvaient le recouvrir.

Pendant l'opération, le malade ne donna aucun signe d'une forte douleur : il resta levé le premier et le second jour, sans se plaindre de la moindre incommodité.

Au renouvellement de chaque pansement, les pièces de l'appareil paraissaient baignées d'une humeur glutineuse, fort analogue à la dissolution du corps vitré. Le quatrième jour, les paupières étaient rouges, gonflées, douloureuses, et légèrement écartées, le globe de l'œil enflammé, la tête un peu pesante, le pouls un peu fébrile. Je fis appliquer un cataplasme de mie de pain et de lait qu'on renouvelait toutes les deux heures.

Le septième jour, la suppuration de l'intérieur de l'œil commença. D'abord séreuse, elle devint bientôt muqueuse, de bonne qualité; et dès-lors la douleur et la fièvre diminuèrent. Tantôt plus et tantôt moins abondante, cette sécrétion puriforme dura deux semaines. Pendant ce temps, les paupières se dégorgèrent, le globe de l'œil diminua de volume et se retira vers le fond de l'orbite. La couche de mucus répandue sur les bords de la section faite à la cornée, se détacha, et laissa voir une petite plaie vermeille, qui, dans l'espace de huit jours, se cicatrisa complètement par la seule précaution de la toucher de temps en temps avec le nitrate d'argent. Il eût été facile de placer un œil artificiel.

Dix-septième observation.

Une demoiselle âgée de seize ans, d'une constitution délicate, mais d'ailleurs bien portante et bien réglée, présentait un phénomène assez

II.   12

singulier : l'œil gauche avait acquis un si grand volume dans l'espace de neuf ans, qu'il était deux fois plus gros que celui du côté droit : il sortait de l'orbite, et n'était plus recouvert par les paupières.

Les parents de la malade attribuaient cet accident à une chute qu'elle avait faite dans son enfance sur un tas de décombres : cette chute avait été suivie d'une forte contusion et d'une large ecchymose. La cornée était un peu opaque; mais on distinguait encore la pupille irrégulièrement dilatée, et le cristallin rembruni.

Tant que le globe de l'œil ne dépassa pas la base de l'orbite, la malade ne se plaignit que de la perte de la vue; mais sitôt qu'il eut franchi cette limite, il survint une ophthalmie habituelle, qui passait de temps en temps à l'œil sain. Elle était accompagnée d'un sentiment très-incommode de tension dans la tempe du même côté. Les topiques astringents, les compressions et l'usage interne de l'extrait de pulsatille noire avaient augmenté plutôt qu'elles n'avaient diminué la céphalalgie et la douleur de l'œil : leur application n'avait fait que rapprocher les retours de l'ophthalmie.

Appelé en consultation, je proposai de vider l'œil, comme le seul moyen d'arrêter les progrès du mal et de sauver l'œil sain. Mais, ma proposition ayant été rejetée par la malade et par les assistants, je prescrivis, à titre de calmant, l'application des sachets de mauve avec un peu de camphre, et une émulsion de gomme arabique avec quelques gouttes de laudanum, à prendre le soir.

Deux mois après, les accidents se renouvelèrent avec tant de violence, que la malade fut la première à demander l'opération; elle fut exécutée comme dans le cas précédent. Il sortit une grande quantité d'eau et d'humeur vitrée, ainsi que le cristallin mou et rembruni. Le bulbe de l'œil se retira dans l'orbite, et les paupières reprirent leur situation naturelle.

L'évacuation de l'œil fut suivie d'un grand soulagement : tout se passa dans le calme le plus parfait jusqu'au cinquième jour. Mais voyant que l'inflammation était trop lente à se manifester, je la favorisai, en recommandant à la malade de tenir l'œil exposé au contact de l'air, pendant toute la journée du sixième jour. Dans la nuit du septième, les paupières se gonflèrent, et le bulbe lui-même se tuméfia, au point qu'il semblait menacer de sortir encore de l'orbite. Néanmoins la fièvre, la douleur de l'œil et de la tête étaient modérées. Les paupières furent recouvertes d'un linge fin enduit d'hypéricum, et d'un cataplasme de mie de pain et de lait. Le

traitement général se réduisit à quelques lavements émollients et à une légère diète.

Le onzième jour, le pus était séreux, puis il
devint muqueux, et coula abondamment pendant vingt jours. Dès son apparition, la fièvre et
la douleur de l'œil se calmèrent, et l'engorgement des paupières s'affaissa graduellement. Ensuite le petit cercle lardacé se détacha de la
surface de la plaie faite à la cornée; le petit
ulcère se fronça, en formant dans le centre une
espèce de papille charnue : cette papille fut ré-
primée avec la pierre infernale, et la cicatrice
s'acheva.

La malade, quoique guérie, n'a pu supporter le contact d'un œil artificiel que huit mois
après l'opération.

Dix-huitième observation.

Au commencement de juin 1799, M. Vin-
cent, très-habile pharmacien, m'apporta un de
ses enfants, âgé d'un an et demi. Cet enfant
arrivait de la campagne, où il avait été nourri.
Il avait l'œil gauche sensiblement plus gros et
plus saillant que le droit; les paupières du même
côté étaient aussi très-enflées, et l'on voyait une
petite *marque* sur la conjonctive, vers l'angle
interne. Le père présumait que cet accident
provenait d'une chute, mais la nourrice n'en

voulait pas convenir. L'enfant ne donnait aucun signe de douleur, et semblait voir de cet œil. J'ordonnai de doux purgatifs et des bains résolutifs.

Ces remèdes ne réussirent point. Le volume de l'œil s'accrut avec une si grande rapidité, que vers la mi-novembre de la même année, il s'avançait hors de l'orbite, et n'était plus recouvert par les paupières. En outre, ces parties s'enflammaient incessamment, ainsi que la conjonctive, sans cause manifeste; ce qui nécessita plusieurs fois l'application des sangsues. A l'époque dont on parle, la vue de cet œil était détériorée et presque nulle.

L'accroissement rapide du globe de l'œil, l'inutilité des remèdes tentés jusqu'ici; la difformité de la face, et sur-tout la crainte que l'œil sain ne devînt malade secondairement, ou que l'hydrophthalmie ne dégénérât en une maladie plus grave, nous déterminèrent, M. Volpi et moi, à pratiquer l'opération.

Le 21 novembre, l'enfant monté sur une table, et fixé par des aides intelligents, je perçai de part en part, avec un petit bistouri, la cornée près de son centre. Je soulevai avec des pinces le lambeau que je venais de former, et tournant le tranchant de l'instrument en haut, j'emportai circulairement le centre de la cornée dans l'étendue de deux lignes ou deux lignes et demie. Je m'appliquai, dans ce cas, à faire une perte de substance aussi petite que possible, parce que je voulais m'assurer de nouveau si les symptômes consécutifs à l'évacuation de l'œil sont en raison de la perte de substance; et parce que, dans un âge aussi tendre, je croyais avoir à craindre les suites d'une inflammation subite et violente de l'organe de la vision.

Il s'échappa, par la petite ouverture de la cornée, le cristallin demi-fluide, et même une certaine quantité du corps vitré réduit en fonte; de sorte que le globe de l'œil reprit presque aussitôt sa place derrière les paupières, que je fis recouvrir d'un plumasseau et d'un bandage contentif. L'enfant s'endormit peu après l'opération : il se leva, et passa le reste de la journée à jouer, comme à l'ordinaire, et sans donner aucun signe de douleur.

Du 21 au 28, il s'écoula de l'intérieur de l'œil une humeur semblable au corps vitré dissous : le globe et les paupières s'affaissaient chaque jour davantage; mais il ne se manifesta aucun signe d'inflammation interne de l'œil. C'est pour provoquer cette inflammation, que j'ordonnai qu'on laissât cet organe découvert; ce qui cependant ne produisit aucun effet.

Le 30 novembre, je m'aperçus que le corps vitré faisait saillie à travers la petite ouverture de la cornée; mais ce corps était globuleux et consistant, et le bulbe de l'œil me parut moins

affaissé, moins flétri que les jours précédents ;
d'un coup de ciseaux je retranchai cette espèce
de bouchon, et fis sortir par la compression
une quantité considérable de sérosité sanguinolente, semblable à de la lavure de chair, après
quoi le globe de l'œil reprit le volume qu'il avait
les jours précédents.

Le 2 décembre, il survint des symptômes d'inflammation des paupières et de la conjonctive.
L'enfant parut desirer de rester au lit. Je fis
appliquer sur les paupières un cataplasme de
mie de pain et de lait.

Le 8 décembre, l'inflammation des paupières
et de la conjonctive, loin de se propager, comme
je l'espérais, jusque dans l'intérieur de l'œil,
avait entièrement cessé, et l'ouverture de la
cornée était parfaitement fermée par une portion de l'iris. Je repoussai cette membrane avec
un stylet, et aussitôt il s'écoula une grande
quantité de sérosité.

Alors convaincu que l'ouverture de la cornée
était trop petite pour exciter l'inflammation, je
rafraîchis avec le bistouri les bords de la plaie,
jusqu'à donner à cette ouverture les dimensions
d'une grosse lentille. Bientôt après, l'inflammation se développa, et parcourut régulièrement ses périodes, sans forcer le petit malade
à garder le lit, et sans causer aucune forte
douleur. A l'inflammation succéda la suppu-

ration; et cet enfant marcha promptement à sa guérison, sans interrompre sa manière de vivre, et sans rien perdre de sa bonne humeur ordinaire.

A mesure que la matière purulente, fournie par l'intérieur de l'œil, diminuait de quantité, les paupières s'affaissaient dans la même proportion, le globe de l'œil revenait sur lui-même et rentrait dans le fond de l'orbite : il présente maintenant un moignon très-propre à supporter un œil artificiel.

Le résultat de cette observation prouve, d'une manière invincible, ce que nous avons affirmé dans les deux chapitres précédents, savoir que la violence des symptômes consécutifs de l'opération du staphylôme et de l'hydrophthalmie est toujours relative à la perte de substance qu'on fait à la cornée, pour évacuer les humeurs de l'œil; et que le précepte de Celse, de faire une perte de substance de la grandeur d'une petite lentille, souffre quelques exceptions. En effet, cette ouverture est trop étroite pour donner librement issue aux humeurs de l'œil, et au sang qui s'amasse incessamment dans son intérieur; elle est exposée à se laisser facilement boucher par le corps vitré, par l'iris, ou par des grumeaux de sang; ce qui facilite l'accumulation d'une nouvelle quantité de sérosité, et s'oppose au développement de l'inflammation, condition indispensable au succès du traitement.

CHAPITRE VI.

Des tumeurs enkystées de la fosse orbitaire.

Au milieu du tissu cellulaire, des muscles et des autres parties contenues dans l'orbite, il se développe quelquefois une tumeur enveloppée d'une poche membraneuse, comme toutes les tumeurs enkystées, qui prennent naissance dans le tissu cellulaire des autres régions du corps. Dans le plus grand nombre des cas, le volume de cette tumeur égale celui d'un œuf de pigeon ; quelquefois même il le dépasse. Quant à sa composition, elle est ordinairement formée d'une substance graisseuse compacte ; et quelquefois divisée dans son intérieur en deux loges ou compartiments, dont l'un renferme une matière dissoute avec des parties terreuses, et l'autre un liquide visqueux, semblable au blanc d'œuf. Enfin, dans quelques cas, la tumeur tout entière est remplie d'une sérosité limpide ou puriforme.

Ces tumeurs prennent ordinairement naissance sous le globe de l'œil, plus ou moins profondément dans l'intérieur de l'orbite; mais il est rare qu'elles forcent cet organe à sortir de sa cavité, sans paraître elles - mêmes à l'extérieur; le plus souvent, je le répète, elles sont situées sous le globe de l'œil, et quelque-fois sur ses côtés; en sorte qu'en se dévelop-pant, elles se font jour hors de l'orbite, repous-sent la paupière inférieure, et glissent sous la joue, quelquefois dans l'étendue d'un demi-pouce.

A mesure qu'elles se développent, ces tumeurs tendent nécessairement à déplacer le globe de l'œil; et comme elles naissent en général au-dessous de cet organe, celui-ci est poussé en haut contre la paupière supérieure; en sorte qu'il vient un moment où la pupille ne répond plus ni par sa position, ni par sa direction, à celle du côté sain. Il est clair que si la tumeur se dirigeait vers le nez, le globe de l'œil serait poussé vers l'angle externe des paupières, et *vice versa*. Il est à remarquer que, malgré la disten-sion du nerf optique, malgré le changement de position du globe de l'œil, cet organe ne perd pas complètement la faculté de voir dans tous les cas.

La difformité dont s'accompagne cette mala-die est hideuse; mais c'est là son moindre in-convénient. D'après la complication des cir-constances que nous venons d'exposer, il est aisé de prévoir les accidents concomitants : vue double des objets, écoulement continuel des larmes sur les joues, douleur de l'œil et de la tête, ophthalmies fréquentes, impatience de la lumière, etc.

Il n'est d'autre moyen de remédier à ces maux que d'extirper la tumeur qui les produit. Après l'extirpation, rien de plus facile que de rétablir le globe de l'œil dans sa situation primitive.

Le malade étant couché, la tête élevée et bien assujettie par un aide, l'opérateur tend d'une main la paupière inférieure qui recouvre la tumeur, tandis que de l'autre, armée d'un bistouri convexe, il divise transversalement la peau et le muscle orbiculaire, suivant la direction de ses fibres et de l'arcade inférieure de l'orbite. Cette incision sera prolongée un peu plus que ne semble l'exiger le volume de la tumeur, afin de faciliter l'exécution du reste de l'opération. Mais il faut bien prendre garde de ne pas blesser les parois du kyste, ni les voies lacrymales. Aussitôt que la tumeur se présente à travers les lèvres de la plaie, l'opérateur s'applique à l'isoler de toutes les parties environnantes, passe une érigne sur un de ses côtés, la saisit et la tire doucement à lui; puis, à l'aide du bistouri ou des ciseaux, il l'extirpe en emportant jusqu'à ses racines les plus profondes. Il est rare qu'en détachant son sommet de la paupière inférieure, on blesse la conjonctive , puisque cette membrane, entraînée par le globe de l'œil hors de l'orbite, est comme renversée en dehors, et suffisamment éloignée du sommet de la tumeur pour échapper à la dissection. Il arrive quelquefois que les racines les plus profondes de cette espèce d'excroissance sont dures et coriaces. Aussi je ne saurais trop recommander, après son extirpation, de porter le petit doigt au fond de la plaie pour voir s'il ne reste pas encore quelques duretés; car il est indispensable de les enlever.

Si, malheureusement, en saisissant la tumeur avec l'érigne , elle se rompt et se vide complètement (car elle ne contient quelquefois que de la sérosité), il ne faut pas pour cela perdre de vue l'objet principal de l'opération , qui est d'enlever le kyste. On y parvient sûrement en suivant le procédé que nous avons décrit, quoique plus difficilement que lorsque la tumeur offre une certaine consistance , et se laisse entraîner jusqu'à l'entrée de la fosse orbitaire.

L'hémorragie qui succède à cette opération n'étant jamais considérable, il suffit de remplir de charpie la cavité qui résulte de l'ablation de la tumeur. Les suites inévitables de cette opération sont une douleur assez forte, ressentie dans l'orbite et dans la tête, l'inflammation des paupières , et quelquefois du visage et du cou:

on y remédie par des saignées, des purgatifs antiphlogistiques, des topiques émollients et cal-
mants, et la diète. Si, le cinquième jour après
l'opération, la suppuration est établie, on renouvelle l'appareil ; quelquefois cependant il est
nécessaire de procéder plus tôt à ce pansement;
c'est lorsqu'il existe des signes certains que la
persévérance et l'intensité de la douleur de l'orbite et de la tête proviennent de l'accumulation
d'un sang grumeleux dans la cavité qu'a laissée
la tumeur; ce cas arrive quelquefois, malgré la
précaution qu'on a de remplir cette cavité de
charpie. Il suffit alors de donner issue au sang
épanché pour faire cesser les douleurs.

Au reste, lorsque les premiers symptômes d'irritation sont apaisés, la suppuration ne tarde
pas à se manifester; le fond de la plaie se couvre de bourgeons granuleux, l'espace occupé
par la tumeur s'efface graduellement, et la cicatrisation s'opère. Ce peu de mots suffisent pour
faire sentir l'importance de maintenir écartées
les lèvres de la division faite à la paupière inférieure. C'est dans ce but qu'on introduit
une simple mèche de charpie, qui a le double
avantage de favoriser l'écoulement de la matière
sanieuse de l'intérieur de l'orbite au dehors, et
d'empêcher l'union des lèvres de la plaie, avant
la disparition de la cavité formée par la tuméur.
On obtient ordinairement une guérison com-

plète dans l'espace de quatre ou cinq semaines.

Malgré l'extirpation du corps étranger, le globe de l'œil ne reprend pas aussi promptement sa situation naturelle qu'on pourrait le croire. Cela dépend, d'une part, de l'état prolongé de rétraction de l'élévateur ou de l'abducteur du globe de l'œil ; et, de l'autre, de l'extension de l'abaisseur ou de l'abducteur, suivant le déplacement de l'œil en haut, ou en dehors. Immédiatement après l'opération, on parvient, à la vérité, facilement à rendre l'œil à sa situation naturelle, en le comprimant doucement en sens inverse de celui dans lequel s'est effectué son déplacement ; mais il reprend sa première place dès que la pression vient à cesser. Voilà pourquoi aussitôt que les accidents inséparables de l'opération sont calmés, aussitôt que le globe de l'œil est en état d'être recouvert par les paupières, il convient d'exercer de temps en temps, sur cet organe, des pressions méthodiques, et de le maintenir soigneusement en place, à l'aide d'un bandage approprié.

Je n'ignore pas qu'on pourrait citer quelques cas où, sans le secours de ces moyens, les muscles de l'œil ont repris spontanément, au bout d'un temps considérable, leur force et leurs mouvements. Mais il est incontestable que l'art, secondé par la nature, parvient plus promptement au même but que cette dernière abandonnée à ses propres ressources. Dans un cas de ce genre, Hope mit en usage une espèce de tourniquet dont le point d'appui reposait sur la tempe du côté affecté, et la plaque concave et revêtue d'un coussinet, sur les paupières. Cette plaque, mobile au moyen d'une vis, était destinée à repousser le globe de l'œil et à le maintenir à sa place. Hope assure avoir obtenu l'effet desiré dans l'espace de vingt jours. Néanmoins l'expérience ayant prouvé qu'on obtient le même résultat au moyen de quelques compresses et d'une bande, la simplicité de cet appareil le rendra toujours préférable à la machine la plus ingénieuse.

Quelquefois il arrive qu'après l'extirpation des tumeurs volumineuses, et même après la cicatrisation de la plaie, il se développe sur la conjonctive, entre la paupière inférieure et l'hémisphère inférieur du bulbe, une excroissance fongueuse qui tient ces parties écartées. Cette excroissance est l'effet de la distension excessive qu'a éprouvée la conjonctive pendant le déplacement du globe de l'œil. Quoi qu'il en soit, si l'on ne remédie promptement à cet accident, l'*ectropion* est inévitable. Lorsque le désordre n'est pas très-grave, les collyres astringents, composés en partie d'alun, obtiennent ordinairement l'effet desiré. Mais si l'excroissance se montre rebelle à ces moyens, il faut l'emporter avec le bistouri, et par la même opération que nous avons décrite en parlant de l'ectropion. Quant au relâchement de la paupière supérieure qui succède à cette affection, il cède constamment à l'administration assidue des bains locaux astringents et spiritueux.

Lorsque le globe de l'œil a repris la place qu'il doit occuper, le nerf optique reprend en grande partie l'énergie qu'il avait perdue par l'excès de distension qu'il a souffert; la faculté de voir s'améliore sensiblement, et ceux qui croyaient l'avoir perdue complètement et sans retour, sont encore légèrement sensibles à l'impression de la lumière.

J'ai déja dit que les tumeurs enkystées, qui sont le sujet de ce chapitre, se développent rarement assez avant dans l'intérieur de l'orbite, pour pousser directement le globe de l'œil hors de cette cavité, sans qu'il se manifeste aucun signe qui les accuse d'un si grand désordre. Spry (1) rapporte, à cet égard, un fait bien circonstancié, et digne de fixer l'attention des praticiens. Je le transcris en peu de mots, pour l'offrir à la méditation des jeunes médecins.

Une jeune femme se plaignait d'une douleur continuelle à l'œil gauche et à la tempe du

____

Philos. transact., an 1749, part. II.

même côté : sa vue s'affaiblissait sensiblement.
Elle croyait avoir cet œil plus gros que l'autre,
quoiqu'ils fussent parfaitement égaux : la conjonctive n'était même pas rouge ; cependant la
cornée avait perdu quelque chose de sa transparence, et la pupille était un peu plus dilatée
que dans son état naturel. Émissions sanguines,
purgatifs avec le calomel, vésicatoires, séton,
collyres variés, saignée de la temporale : tout
fut inutile. Quelques mois après l'invasion de la
douleur, la conjonctive fut prise d'inflammation,
et la cornée devint entièrement opaque. Alors la
douleur augmenta considérablement : les scarifi-
cations la diminuaient un peu. Dix mois plus
tard, à compter de cette époque, il se manifesta
sur la face antérieure du globe de l'œil une
fongosité dont le volume dépassa bientôt les
paupières. Cette fongosité ayant été jugée cancéreuse, on proposa l'extirpation de l'œil, qui
fut exécutée sans délai.

Lorsque la lame du bistouri eut pénétré à une
certaine profondeur, entre l'arcade supérieure de
l'orbite et le globe de l'œil, il jaillit avec force
une quantité considérable de sérosité puriforme,
et la fongosité qu'on avait crue cancéreuse s'affaissa considérablement. En continuant l'opération, on découvrit un large kyste, situé dans le
fond de la fosse orbitaire. Cette circonstance
inattendue ne fit rien changer au plan de l'opé-

ration; l'œil fut extirpé avec la plus grande portion du kyste, et le reste entraîné par la suppuration. La guérison était parfaite au bout d'un mois. Depuis lors, cette femme a joui d'une parfaite santé, et n'a éprouvé aucune récidive d'une affection qu'on avait pris à tort pour un cancer.

Examiné après l'opération, l'œil extirpé parut un peu plus volumineux que l'autre; l'humeur aqueuse était troublée, le cristallin moins ferme et moins transparent que celui du côté sain, le corps vitré complètement dissous. Le kyste consistant et élastique pouvait contenir un œuf de poule (1).

Les tumeurs enkystées dont nous venons de parler ne sont pas les seules susceptibles de chasser le globe de l'œil hors de l'orbite; dans quelques cas rares, il est vrai, on a trouvé des tumeurs remplies d'un sang artériel, agitées de pulsations, en un mot, présentant tous les caractères de l'anévrisme. Travers (2) est, si je ne me trompe, le premier qui nous ait donné la description de cette sorte de tumeurs.

Le sujet de l'observation qu'il rapporte était

___

(1) *Voyez* à ce sujet Saint-Yves, chap. 21 ; Hope, *Phil. transact.*, an 1744; Bronfield, *Med. observat. and inquiries*, vol. IV; Barnès, *Medico-chirurg. transactions*, vol. IV.

(2) *Med. chirurg. transactions*, vol. II, p. 1.

une femme. La tumeur semblait divisée en deux parties inégales : l'une supérieure, plus petite que l'autre, occupait l'angle interne de l'orbite : elle était molle, élastique, et faisait entendre sous le doigt une espèce de frémissement et de cri tout particulier; et si l'on exerçait une plus forte compression, on sentait des battements profonds. Les veines de la paupière supérieure étaient variqueuses, ainsi que celles du côté du nez correspondant au siége de la maladie; la peau qui recouvrait le sac lacrymal paraissait soulevée. Quant à la partie inférieure de la tumeur, elle était d'une forme conique, résistante au toucher; il était facile de la faire rentrer dans l'orbite en la comprimant; mais alors les battements augmentaient, et le globe de l'œil, pressé contre les parois osseuses de la fosse orbitaire, développait des douleurs intolérables. La compression des artères temporale, et maxillaire externe, ne produisit aucun bon effet ; mais celle de la carotide du côté malade faisait cesser presque entièrement les pulsations de la tumeur. Travers, réfléchissant à l'inutilité de tous les topiques et des applications réfrigérantes tentées jusqu'ici, et considérant que la ligature de la carotide, dans la supposition qu'elle ne guérît pas complètement la maladie, contribuerait au moins sensiblement à en retarder les progrès, résolut de pratiquer cette opération.

La ligature était à peine achevée, que la malade
dit qu'elle souffrait moins, et qu'elle n'était plus
tourmentée par le bourdonnement qu'elle sentait auparavant dans la tête. La partie supérieure de la tumeur faisait toujours entendre
cette espèce de cri dont nous avons parlé, mais
il était sourd, obscur; le troisième jour, il était
encore sensible, et si l'on pressait fortement la
portion inférieure de la tumeur, on y distinguait
des battements comme ci-devant. Le cinquième,
la tumeur s'affaissa un peu, et l'œil parut moins
saillant. Mais les avantages de l'opération furent
beaucoup plus sensibles vers la fin de la cinquième semaine : alors la malade ne ressentait
plus ces douleurs dont elle avait souffert si long-
temps. Cinq mois après l'opération, cette
femme, qui était dans la dixième semaine de sa
grossesse, fit une fausse couche : elle fut suivie
d'une hémorragie si abondante qu'elle produisit
des syncopes et une faiblesse extrême; le lendemain de cet accident, la tumeur de l'orbite
était très-diminuée, ses battements avaient complètement cessé, et le globe de l'œil paraissait
moins saillant que les jours précédents. La faiblesse générale dura long-temps, à cause du
sang que la malade rendit plusieurs fois avec
les selles.

Deux ans après l'époque dont nous parlons,
il ne restait de cette tumeur qu'un petit noyau,

du volume d'un gros pois, situé dans l'angle interne de la fosse orbitaire.

Hodgson (1) dit qu'ayant examiné la femme qui fait le sujet de cette observation, cinq ans après la ligature de la carotide, il ne trouva point de vestige de sa maladie. Il ajoute, avec raison, que, dans des cas semblables, on faciliterait la guérison par des saignées copieuses et une diète rigoureuse, puisque dans le fait exposé ci-dessus, la diminution de la tumeur et la cessation complète des battements sont arrivées subitement, après des effusions de sang considérables par l'utérus et l'intestin rectum. En effet, on observe en général dans les anévrismes, que plus le choc du sang artériel contre les parois de la poche anévrismatique diminue, et plus tôt se forme le caillot couenneux qui s'oppose aux progrès ultérieurs de la tumeur, caillot que l'absorption fait ensuite disparaître ainsi que la tumeur elle-même. Mais ce moyen est particulièrement utile dans le cas dont il s'agit, puisque les branches de la carotide liée entretiennent encore une communication libre et rapide avec celles du côté sain, et avec les vertébrales.

Dalrymphe (2) a rapporté l'histoire d'une ob-

_____

(1) *Treatise on the diseases of arteries and veins*, p. 446.
(2) *Med. chirurg. transact.*, vol. VI.

servation semblable fournie par une femme enceinte. L'anévrisme se manifesta subitement la nuit dans la fosse orbitaire gauche; il fut le siége de douleurs atroces durant toute la gestation, et grossit considérablement après l'accouchement. Le globe de l'œil chassé de l'orbite tenait les paupières renversées; la vision était abolie; les veines cutanées du visage paraissaient tuméfiées, et la malade souffrait continuellement d'une douleur de tête, et d'un bourdonnement comparable à celui que fait la chute de l'eau. Ces symptômes diminuaient, et les pulsations cessaient complètement dans la tumeur, lorsqu'on comprimait la carotide gauche. Dalrymphe fit la ligature de cette artère, et il eut la satisfaction de voir la tumeur disparaître entièrement dans l'espace de cent trois jours. Tous les accidents dont nous avons parlé suivirent le sort de la maladie principale, sans en excepter la cécité.

NOTE.

Outre les tumeurs graisseuses et sanguines, il en est d'autres qui peuvent se développer dans l'intérieur de l'orbite, et chasser l'œil hors de cette cavité : telles sont entre autres le cancer, une exostose. Quelquefois ces affections ont leur siége primitif dans le sinus maxillaire; on a vu aussi des tumeurs fongueuses de la dure-mère produire le même effet.

Quelle que soit la cause de l'exophthalmie, les symptômes sont à-peu-près les mêmes : l'œil est larmoyant et sujet à s'enflammer; il se porte en avant et repousse les paupières. A cette époque, l'inflammation est constante, et la douleur se propage jusqu'à la tête. Le volume de l'œil reste ordinairement tel qu'il est dans l'état naturel; la cornée, l'iris et la pupille conservent les mêmes rapports et les mêmes dispositions : ce qui suffirait pour distinguer le cas dont nous parlons de l'hydrophthalmie.

Mais ces symptômes paraissent fort lentement, parce qu'ils se rattachent à des affections essentiellement chroniques. Aussi le diagnostic est-il en général très-difficile. Comment reconnaître la nature d'une tumeur inaccessible aux sens, d'après des symptômes équivoques? Il est presque impossible d'acquérir à cet égard une entière certitude; mais on peut arriver à un certain degré de probabilité. Ainsi, s'il existe des symptômes de syphilis, il est permis de soupçonner une exostose; si le malade présente des signes évidents de la diathèse scrofuleuse, et notamment des engorgements glanduleux, on peut croire à l'existence d'une tumeur de même nature dans la fosse orbitaire. M. Demours rapporte l'histoire d'une demoiselle de onze ans, qui avait probablement une exophthalmie dépendante de cette dernière cause : l'œil gauche proéminait d'une ligne et demie; elle avait une prédisposition depuis sa naissance à un engorgement du corps thyroïdien, et sa mère avait un goître depuis sa première couche.

Tant que l'exophthalmie est peu considérable, on se borne en général à combattre les symptômes d'irritation; c'est encore le cas de tenter l'administration des remèdes appropriés à la nature de la tumeur soupçonnée. Mais si le mal continue à faire des progrès, il vient un temps où l'on est obligé de pratiquer l'extirpation de l'œil pour remédier aux accidents de la maladie. Il est facile, après l'extirpation, de reconnaître la nature de la tumeur ; malheureusement elle n'est pas toujours susceptible de guérison. Quoi qu'il en soit, le chirurgien ne se repentira, dans aucun cas, de suivre le conseil que nous lui donnons ; puisque, s'il ne peut sauver les jours du malade, il lui reste la consolation de les avoir prolongés.

(*Note des traducteurs.*)

CHAPITRE VII.

De l'Amaurose et de l'Héméralopie.

Schmuker et Richter ont traité ce sujet avec tant de précision et de clarté, qu'il me suffira d'ajouter quelques réflexions et quelques faits à ceux qu'ils ont rapportés, pour confirmer la doctrine de ces deux célèbres praticiens, et pour en faciliter l'intelligence aux jeunes médecins.

L'amaurose est *parfaite* ou *imparfaite ; ancienne* ou *récente; continue* ou *périodique*.

L'amaurose *parfaite et ancienne*, compliquée d'une lésion physique de l'organe immédiat de la vision, est absolument incurable. L'amaurose *imparfaite et récente*, sur-tout lorsqu'elle est périodique, est ordinairement susceptible de guérison : en effet, elle est le plus souvent sympathique de l'embarras de l'estomac et des premières voies, ou l'effet de causes qui, bien qu'elles affectent l'œil lui-même, peuvent être dissipées, sans laisser aucune trace de désorganisation ni dans le nerf optique, ni dans la rétine.

En général, on peut regarder comme incurables : 1º les amauroses qui datent de plusieurs années , chez des personnes avancées en âge, et qui avaient la vue faible dans leur jeunesse ; 2° celles qui se sont formées lentement, à la suite d'une exaltation de la sensibilité générale de l'œil; 3° celles où la pupille déformée est immobile sans être très-dilatée, ou au contraire tellement dilatée qu'elle simule l'absence de l'iris, et dont les bords sont inégaux et comme frangés; 4° celles où le fond de l'œil , indépendamment de l'opacité du cristallin , présente une pâleur insolite , semblable à celle de la corne , tirant quelquefois sur le vert , et répercutée par la rétine comme par un verre de réflexion (1) ; 5° les amauroses accompagnées de douleur dans toute la tête , et d'une sensation continuelle ou périodique de tension incommode dans le globe de l'œil ; 6° celles qui ont été précédées d'une forte et longue excitation du système nerveux;

---

(1) La rétine d'un œil sain est transparente, et voilà pourquoi, quel que soit le degré de dilatation de la pupille, le fond de l'œil est d'un noir obscur. Lors donc que l'amaurose s'accompagne de paleur, ce symptôme indique assez qu'il s'est fait un changement notable dans la propre substance du nerf optique , dont la rétine n'est qu'un épanouissement. Tout porte à croire que cette membrane est épaissie , et qu'elle a perdu pour toujours la propriété de transmettre au cerveau l'impression des rayons lumineux. Quoi qu'il en soit de cette explication , ce symptôme est des plus funestes.

puis de faiblesse générale , de langueur de tout
le corps, et particulièrement des organes digestifs , comme chez les hypocondriaques , après
l'abus des liqueurs fortes, de la masturbation et du
coït prématuré; 7° celles qui ont été précédées ,
ou qui sont accompagnées d'attaques d'épilepsie,
ou de fréquentes migraines convulsives; 8° les
amauroses survenues à la suite de l'ophthalmie
interne, d'abord avec surcroît de sensibilité de
la rétine , puis avec diminution de cette même
propriété, et lenteur dans les mouvements de
l'iris; 9° les amauroses anciennes produites par
des coups sur la tête, sur le globe de l'œil (1),
ou par une dilacération du nerf sus-orbitaire (2),
soit que l'effet ait paru immédiatement après
l'action de la cause, ou quelques semaines après
la cicatrisation de la plaie du sourcil; 10° celles
qui dépendent de la présence d'un corps étranger dans le globe de l'œil, tel que des grains
de plomb, etc. (3); 11° celles qui proviennent de

---

(1) Cela dépend, je crois, moins de la forme et du volume
du corps contondant, que de la force et de la vitesse avec
lesquelles il est mu, et de la nature même de la sclérotique,
qui transmet toute la violence du choc qu'elle a souffert.

(2) De toutes les amauroses de ce genre, je n'en connais
pas une seule qui ait été guérie, si l'on excepte celle dont
parle Vésale dans sa Dissertation II, § 11.

(3) Nessi. *Instit. de Chirurg.*, III, 282.

la vérole confirmée, dans lesquelles l'existence
d'une ou de plusieurs exostoses sur le front, sur
les côtés du nez, sur l'os maxillaire, peut faire
soupçonner la présence du même vice dans l'intérieur de la fosse orbitaire; 12° celles qui se
manifestent à la suite de céphalalgies opiniâtres,
et qui sont occasionées par une accumulation de
sérosité dans les ventricules du cerveau, ou par
un endurcissement de la couche des nerfs optiques; 13° enfin les gouttes sereines compliquées
d'un changement remarquable dans la forme et
les dimensions du globe de l'œil: forme ovale,
volume excessif ou très-diminué, etc. Ce sont sans
doute les amauroses que nous venons d'énumérer, que maître Jean avait en vue, lorsqu'il a dit:
*C'est rechercher la pierre philosophale, que de
vouloir chercher des remèdes pour guérir la
goutte sereine ; cette maladie est absolument incurable.*

Au contraire, les amauroses *récentes*, par-
faites ou imparfaites, sont presque toujours susceptibles de guérison, pourvu que les causes
qui les ont produites n'aient pas altéré la texture
organique du nerf optique ou de la rétine. Telles
sont : 1° celles où l'organe de la vision n'est pas
entièrement insensible à la lumière; 2° celles qui
surviennent tout-à-coup, et dans lesquelles la
pupille modérément dilatée conserve encore la
régularité de son disque, et le fond de l'œil sa

couleur naturelle ; 3° celles qui n'ont pas été précédées, et qui ne sont pas accompagnées de fortes douleurs, ni dans la tête, ni dans les sourcils, ni même d'un sentiment de constriction du globe de l'œil ; 4° les amauroses, suites d'un violent accès de colère, d'un profond chagrin, ou d'une grande frayeur ; 5° celles qui dépendent d'un embarras des premières voies, d'une pléthore universelle ou locale de la tête, de la suppression d'une effusion sanguine habituelle par le nez, l'utérus et les vaisseaux hémorroïdaux ; 6° celles qui proviennent d'une métastase varioleuse, rhumatismale, goutteuse, dartreuse, etc. ; 7° celles qui dépendent d'une faiblesse nerveuse non invétérée, et sur des sujets encore jeunes ; 8° celles qui sont produites par des convulsions et par les efforts d'un accouchement laborieux ; 9° celles qui se manifestent pendant le cours, ou sur la fin des fièvres aiguës ou des fièvres intermittentes ; 10° enfin les amauroses récentes périodiques, c'est-à-dire qui reviennent régulièrement tous les jours, tous les deux ou trois jours, tous les mois, tous les ans.

En examinant avec soin la nature et les causes de l'amaurosé imparfaite ; en repassant les observations de Schmuker et de Richter, je me suis convaincu que cette maladie dépend le plus souvent d'un embarras des organes digestifs, ou de la présence des vers dans les intestins

(principalement chez les enfants), affections qui sont tantôt simples, et tantôt compliquées d'une faiblesse nerveuse générale à laquelle les yeux prennent part. D'où il suit que dans le plus grand nombre des cas, la principale indication curative consiste à débarrasser l'estomac, à chasser les vers des intestins; en un mot, à délivrer les organes digestifs des causes d'irritation qu'ils renferment; ensuite on cherche à fortifier ces organes, à faciliter la digestion, et à ranimer le ton du système nerveux en général, et celui des yeux en particulier.

A la vérité, nous ignorons les procédés qu'emploie la nature pour établir des rapports, des liaisons entre des organes plus ou moins distants les uns des autres; mais si les causes nous sont inconnues, nous ne pouvons pas douter des effets. Il est certain qu'il existe des phénomènes sympathiques entre l'estomac et la tête : en effet, si l'on met certaines substances vénéneuses en contact avec le premier de ces organes, il en résulte des vertiges, l'affaiblissement de la vue, et même la cécité; et ce qui prouve bien le point de départ de ces phénomènes, c'est qu'ils disparaissent aussitôt que ces substances cessent d'être en contact avec le ventricule. Or, non seulement il n'est pas invraisemblable, mais l'expérience prouve qu'il peut se développer spontanément dans le tube digestif des stimulants susceptibles de réagir sur les yeux, et de produire les effets dont nous parlons.

A l'égard du traitement de l'amaurose imparfaite, les émétiques et les résolutifs internes conviennent parfaitement dans la première période. Parmi les émétiques, l'expérience a signalé le tartre stibié, comme la préparation qui mérite la préférence sur tous les médicaments de la même classe; elle a pareillement démontré que ce médicament, donné à petites doses, est un très-bon dissolvant dont on peut augmenter l'action à volonté, en le combinant avec les substances gommeuses et savonneuses. Ainsi, dans le plus grand nombre des cas, l'amaurose imparfaite étant, pour le redire encore, sympathique de l'embarras des premières voies, il convient de faire dissoudre trois grains de tartre stibié dans quatre onces d'eau : dissolution dont le malade doit prendre une cuillerée toutes les demi-heures, jusqu'à ce qu'il se manifeste des nausées et des vomissements abondants. Le lendemain, on fera succéder à l'émétique une poudre résolutive, composée avec une oncé de crême de tartre (tartrite acidule de potasse), et un grain de tartre stibié, divisée en six parties égales; le malade en prendra une le matin, la seconde quatre heures après, et la troisième le soir, pendant huit ou dix jours consécutifs. Ce remède excite des nausées et quelques selles, et quelquefois même le vomissement, au bout de quelques jours. Si, pendant l'usage de cette poudre, le malade éprouve des nausées sans pouvoir vomir; s'il a la bouche amère, du dégoût, et si l'état de la vision n'éprouve aucun changement favorable, il faut répéter l'administration de l'émétique deux, trois et quatre fois, plus ou moins, suivant l'amertume de la bouche, la tension des hypocondres, les rapports et les nausées. Car il n'est pas rare que le premier émétique ne fasse évacuer que de l'eau mêlée d'un peu de mucosités, tandis que, si on le répète, quelques jours après l'usage des poudres résolutives, il fait rendre une quantité considérable de matières jaunes et verdâtres, et l'estomac, la tête et les yeux s'en trouvent soulagés.

L'amaurose imparfaite dépend aussi quelquefois de la présence des vers dans les premières voies : cela s'observe principalement chez les enfants. On reconnaît qu'elle est produite par cette cause aux symptômes suivants: pâleur jaunâtre et légère bouffissure de la face, turgescence du ventre, céphalalgie ou pesanteur de tête, nausées, haleine fétide, prurit continuel des narines et de la gorge, sommeil inquiet, interrompu par des mouvements spasmodiques des muscles de la face et des yeux, dilatation extrême de la pupille, expulsion de quelques vers. Pour guérir cette espèce d'amaurose, il est clair qu'il faut recourir aux anthelmintiques. De tous les remèdes de cette classe, le plus efficace, à mon avis, est la coraline de Corse, pourvu toutefois qu'elle soit de bonne qualité; ce qui est assez rare dans les pharmacies. Lorsque je ne puis me procurer cette substance, j'ai l'habitude de lui substituer la poudre de semen-contra, mais, à plus haute dose qu'on ne la prescrit ordinairement. Quant à la mousse de Corse, la dose est d'un gros et demi pour un enfant de six ans; on la fait macérer, pendant une nuit, dans six onces d'eau; le lendemain matin, on fait bouillir jusqu'à réduction d'un sixième; on coule, et l'on ajoute une cuillerée de sucre. Cette décoction doit se prendre à jeun. A défaut de ce moyen, je me sers, disais-je tout-à-l'heure, de la poudre de semen-contra à la dose de demi-once, que j'incorpore dans une assez grande quantité de miel pour en faire un électuaire : cette substance doit être prise également à jeun. On répète l'un et l'autre de ces moyens pendant quelques jours, jusqu'à ce que les selles ne contiennent plus de vers : après quoi l'amaurose se dissipe comme par enchantement.

Je reviens à la goutte sereine qui dépend de la débilité et de l'embarras de l'estomac. Si le vomitif n'a produit qu'un soulagement incomplet, on

II.   14

fera prendre au malade les pilules de Schmuker (1), ou celles de Richter (2). Les effets de
ces pilules ne sont pas douteux : ordinairement
après avoir vomi, le malade éprouve un calme
général, un sentiment de bien-être qu'il n'é-
prouvait pas auparavant. Quelquefois le jour
même de l'administration de l'émétique, il
.commence à distinguer les contours des objets;
d'autres fois il ne recouvre cette faculté que le
cinquième, le septième ou le dixième jour, et
dans quelques cas, plusieurs semaines après
l'emploi du vomitif et l'usage non-interrompu

---

(1) *R. gum. sagapen.*
    —— *galban.* } *aa drachmam I.*
  Sap. Venet.
  Rhei. opt. drach. unam et semis.
  Tartr. emet. *Grana XVI.*
  Suc. liquirit. *Drachmam unam.*
  F. pilul. gran. unius.

Le malade prendra quinze de ces petites pilules, matin et
soir, pendant quatre ou six semaines.

(2) *R. gum. ammoniac.*
  Assæ-fœtid.
  Sap. Venet. } *aa drachmas duas.*
  Rad. valer. S. P.
  Summit. arnicæ.
  Tart. emet. *Gran. XVIII.*
  F. pilulæ granorum duorum.

Le malade prendra quinze de ces petites pilules, trois fois
par jour, pendant quelques semaines.

des poudres ou des pilules résolutives. Aussitôt que la vue commence à se rétablir, la dilatation de la pupille diminue, l'iris se contracte d'une manière plus sensible devant une chandelle allumée; enfin la contraction et la mobilité de cette membrane suivent exactement le rétablissement de la vision. En général, il est rare que la guérison soit complète avant un mois; encore ne faut-il jamais discontinuer l'usage des topiques propres à relever directement l'action languissante des nerfs de l'œil.

Lorsqu'on est à-peu-près certain que les premières voies sont parfaitement libres; lors surtout que le malade a recouvré en grande partie la faculté de voir, il faut, dis-je, fortifier les organes digestifs, et ranimer les fonctions du système nerveux en général, et celles du nerf optique en particulier. A cet effet on prescrit un mélange d'une once de poudre de quinquina et d'une demi-once de racine de valériane, divisé en six parties égales. Le malade en prendra deux par jour, une le matin et l'autre le soir, dans un véhicule approprié, et continuera l'usage de ce remède pendant cinq semaines au moins; en même temps il se nourrira de viandes tendres et succulentes et de bouillons tempérants; il boira du vin avec modération, et fera quelque exercice de corps dans un air salubre.

Pour ranimer l'action languissante des nerfs

de l'organe malade, on expose cet organe aux vapeurs ammoniacales. On approche un petit flacon rempli d'ammoniaque assez près de l'œil, pour que la vapeur excite en peu de temps sur la conjonctive un picotement assez vif et un larmoiement abondant. Alors il faut cesser ce moyen et le reprendre, trois ou quatre heures après, et ainsi de suite jusqu'à l'entière guérison de l'amaurose. Il est inutile de dire que si les deux yeux sont affectés de cette maladie, il faut avoir deux petits vases; ou si l'on ne fait usage que d'un seul, il faut l'approcher tantôt d'un œil et tantôt de l'autre, jusqu'à ce qu'ils présentent tous les deux des symptômes évidents d'une assez vive irritation. On renouvelle tous les trois jours l'esprit de sel ammoniac, afin qu'il conserve toute son activité. Ce topique est fort utile; il faut y recourir dès le principe de la maladie, ou du moins immédiatement après l'administration de l'émétique, et le continuer long-temps après le rétablissement de la vue. Thilen (1), entre autres, nous assure avoir employé ce moyen avec succès dans les cas dont nous parlons. L'action des vapeurs ammoniacales sur les yeux peut être fortifiée par d'autres stimulants externes, appliqués plus ou moins

____

(1) *Medicinische und chirurgische Bemerkungen*, § Amaurosis.

loin des organes malades, ou sur des parties qui sympathisent étroitement avec eux ; tels le vésicatoire à la nuque, des frictions sur les sourcils avec la liqueur anodine, l'irritation de la membrane pituitaire par une poudre sternutatoire, composée de deux grains de turbith minéral (sulfate jaune de mercure) et d'un scrupule de feuilles de bétoine. L'électricité a été proposée comme un des principaux moyens curatifs de l'amaurose; mais l'expérience a démontré qu'on ne doit considérer ce moyen que comme secondaire, et le chirurgien Hey (1), l'un des plus zélés partisans de cette pratique, convient ingénument que l'électricité ne réussit que dans les cas d'amaurose récente ; encore faut-il le plus souvent faire concourir au même but l'usage des remèdes internes appropriés, parmi lesquels les résolutifs sont placés en première ligne.

On est naturellement disposé à regarder le quinquina comme le remède spécifique de la goutte sereine *périodique*; mais l'expérience a démontré que ce remède, si précieux dans les fièvres intermittentes et dans les autres affections périodiques, loin d'être salutaire, est nuisible dans l'amaurose, puisqu'il rend ses accès plus fréquents et plus longs. Cette espèce de

____

(1) *Medic. observ. and inquiries*, vol. V, p. 26.

cécité cède au contraire assez promptement aux émétiques, puis aux résolutifs internes, et finalement aux corroborants, et même à l'écorce du Pérou, auparavant inutile et dangereuse.

De toutes les méthodes de traitement relatives à l'amaurose, celle que nous venons d'exposer est la plus heureuse; et cela se conçoit facilement, puisque la cause morbifique dépend ordinairement du mauvais état des organes digestifs. Mais quelque fréquente que soit cette cause, elle n'est point unique; il en est d'autres qui peuvent concourir à produire la même maladie, et qui modifient plus ou moins son traitement. Telle est l'amaurose qui se déclare tout-à-coup, par l'effet d'une forte insolation, ou d'un violent accès de colère chez les sujets pléthoriques. Cette espèce demande, avant tout, les saignées générales et partielles, des fomentations froides sur les yeux et sur toute la tête; ce n'est qu'en second lieu qu'on peut prescrire l'émétique et les purgatifs. Schmuker raconte qu'il a réussi, dans le plus grand nombre des cas, par les saignées et les vomitifs, à rendre aux soldats la vue qu'ils avaient perdue, en faisant des marches forcées dans des journées très-chaudes, et surchargés de pesants fardeaux. L'émétique est d'autant mieux indiqué, après les émissions sanguines, dans l'amaurose qui se manifeste immédiatement après un accès de colère, que les malades se plaignent d'amertume de la bouche, de tension des hypocondres et de nausées continuelles. Richter rapporte l'histoire d'un ecclésiastique qui perdit la vue dans un accès de colère; ce malade présentant des signes évidents d'un embarras gastrique, Richter lui fit prendre un émétique le lendemain de l'accident, et la vue se rétablit le jour même de l'administration du vomitif.

Quant au traitement de l'amaurose produite par la suppression subite du flux menstruel, il est évident qu'avant de recourir à l'émétique, il faut s'attacher à rappeler le mouvement fluxionnaire sur l'utérus, par l'application des sangsues à la face interne des grandes lèvres, et par des bains de pieds. Ce n'est qu'après avoir rempli cette première indication, qu'il est permis d'administrer l'émétique, les pilules résolutives de Schmuker ou de Richter dont nous avons parlé plus haut, celles de Bekker, ou d'autres analogues, telles que des pilules composées avec un grain d'aloès, deux grains de myrrhe et autant de safran. Si ces moyens ne suffisent pas pour rappeler le flux menstruel, on peut tenter le courant électrique, en le dirigeant des lombes à travers le bassin dans tous les sens, et de là aux cuisses et aux pieds. Il ne faut pas perdre l'espoir de réussir, quoique les bons effets de ce moyen soient lents à paraître, car l'observation clinique m'a appris que l'électricité est un des moyens les plus puissants que l'art possède, tant pour rappeler que pour accélérer le cours du sang menstruel.

Il est également évident que dans l'amaurose occasionée par la suppression d'un flux hémorroïdal habituel, lors sur-tout que les hypocondres sont tendus, qu'il existe une congestion sanguine vers la tête et les yeux, de la difficulté de respirer, des crudités d'estomac; il est, dis-je, évident qu'il faut faire précéder l'administration de l'émétique de l'application des sangsues aux vaisseaux hémorroïdaux, et de fomentations chaudes dans le même lieu, pour obtenir par cette voie une abondante effusion de sang. Ensuite on peut recourir à l'émétique, aux pilules de Schmuker, ou, à défaut de celles-ci, à des pilules aloétiques.

C'est en vertu du même principe que, dans le traitement de la goutte sereine, récemment produite par une métastase varioleuse, rhumatismale, dartreuse, goutteuse, ou par la suppression d'une éruption de la tête, il faut s'attacher à détourner de dessus les yeux le principe morbifique, en appliquant un vésicatoire ou un séton à la nuque, ou tout autre épispastique aux bras, aux mains, aux pieds, sans négliger d'éliminer les principes morbifiques fixés dans l'estomac. Mais lorsque la goutte sereine dépend de la suppression d'une éruption cutanée de la tête, ou d'une éruption dartreuse, après l'administration de l'émétique on prescrit très-utilement l'usage interne du vin antimonié d'Huxam, avec l'extrait d'aconit; ce même extrait avec le mercure doux; le soufre doré d'antimoine, à doses réfractées; le kermès minéral; la décoction des bois sudorifiques; les bains tièdes.

Le traitement de l'amaurose qui se manifete à la suite d'une fièvre mal jugée, ou qui provient d'une profonde tristesse, d'une grande frayeur, d'évacuations sanguines immodérées, de méditations profondes, d'une application forcée des yeux sur des objets très-minutieux, ou très-brillants : ce traitement, dis-je, ne diffère point, ou diffère très-peu de celui que nous avons exposé jusqu'ici ; l'objet essentiel est de débarrasser l'estomac des matières qu'il peut contenir, et de fortifier successivement le système nerveux en général et celui des yeux en particulier.

En effet, nul doute que dans les amauroses qui succèdent aux fièvres mal jugées, l'attention du médecin ne doive se porter d'abord sur l'état des organes digestifs, puisque les malades présentent tous les symptômes d'un embarras des premières voies. Ils ont la face pâle et gonflée, l'appétit est nul ou dépravé, la digestion lente, la bouche amère, le sommeil troublé, le ventre météorisé, etc. Or, dans cet état de choses, rien n'est plus propre à rétablir la vue que l'usage de l'émétique et des pilules résolutives; puis celui du quinquina, des amers et des martiaux pris à l'intérieur (1). Les vapeurs ammoniacales conviennent à l'extérieur.

La tristesse et la frayeur exercent, en quelque sorte, une action directe et simultanée sur les nerfs des yeux et sur les organes digestifs. Les fonctions de ceux-ci se dérangent: il s'amasse des matières saburrales dans leur intérieur ; ces matières réagissent sur le systême nerveux en général, et particulièrement sur les nerfs des yeux, qu'ils frappent de stupeur. Aussi, s'il est un cas de goutte sereine où l'émétique soit indiqué comme un des principaux moyens curatifs, c'est certainement celui dont nous parlons en ce moment. Après l'action de l'émétique et des pilules résolutives, on complète la cure avec le quinquina uni à la racine de valériane, les fumigations ammoniacales, des aliments nourrissants et de facile digestion. Les malades doivent chercher à se distraire, en s'occupant de choses agréables, et par un doux exercice. On a observé que l'amaurose occasionée par la frayeur exige un plus long usage de ces

---

(1) *Voyez* Haller, *Opusc. pathol.*, *obs.* 76.

moyens que celle qui provient d'une grande tristesse.

L'amaurose *incomplète* par faiblesse nerveuse, c'est-à-dire celle qui se manifeste à la suite des hémorragies abondantes, des convulsions par *inanition*, des études profondes et long-temps prolongées, sur-tout à la lumière d'une chandelle, est au fond moins une amaurose qu'une faiblesse des organes de la vision, produite par la fatigue des nerfs en général, et spécialement de ceux qui entrent dans la composition de ces organes. Quoi qu'il en soit, lorsque cette affection est récente et qu'elle attaque des sujets encore jeunes, elle cède en tout ou en partie à l'usage de la rhubarbe, administrée par petites doses répétées, et à celui des toniques ou des cordiaux : il est inutile d'ajouter qu'il faut soustraire le malade à l'action des causes débilitantes du systême nerveux, puisque ce sont ces mêmes causes qui l'ont privé de la faculté de voir. Dans ce cas, comme dans le précédent, après avoir purgé l'estomac, on prescrit utilement la décoction de quinquina et de valériane, une infusion de quassia à laquelle on ajoute quelques gouttes d'éther sulfurique dans chaque prise, une nourriture animale facile à digérer, et le bouillon de vipère. Quant aux applications locales, on se trouve bien en général des vapeurs aromatiques et spiritueuses indiquées au chapitre de l'ophthalmie ; et si elles sont insuffisantes, on les remplace par les vapeurs ammoniacales. Le malade fera de l'exercice, soit à pied, soit à cheval, soit en voiture, dans un air sec et salubre, et prendra des bains de mer pendant l'été. Il s'abstiendra, autant que possible, de toute affaire sérieuse, et de fixer ses yeux sur des corps trop petits ou trop brillants (1). A mesure que les forces et l'énergie du systême nerveux lui reviendront, sa vue se rétablira.

---

(1) Il arrive quelquefois, dans ce cas, que les malades ne peuvent observer avec les deux yeux, ni même avec un seul, un objet qui en est très-rapproché, sans en être très-incommodés, tandis qu'ils n'éprouvent aucune espèce de fatigue à considérer un objet éloigné. Lorsque la difficulté de voir un objet rapproché n'existe que d'un côté, le strabisme s'y joint, en sorte que la vue est double. Cela dépend de la débilité des muscles des yeux, qui fait que les malades ne peuvent disposer convenablement le globe des yeux par rapport aux objets qui en sont très-rapprochés, ou du moins ne peuvent le maintenir long-temps dans cette position. Or, lorsque cette faiblesse n'existe que dans les muscles d'un seul œil, celui-ci se trouvant dans l'impossibilité d'agir de concert avec son congénère, est nécessairement affecté de strabisme. On remédie encore à cet accident avec les toniques généraux et locaux indiqués, et en évitant de fatiguer les muscles des yeux. Enfin, si la faiblesse n'occupe qu'un seul de ces organes, il est nécessaire de le tenir couvert pendant quelque temps.

dans la même progression. Pour conserver et pour favoriser ce retour, il n'est pas de meilleur moyen que d'exciter constamment les organes digestifs, et de modérer l'impression de la lumière sur l'organe immédiat de la vue; ce qu'il est facile de faire en ne s'exposant jamais à une lumière vive, sans porter devant les yeux des lunettes à verres plats et verts.

L'*héméralopie* ou la *cécité nocturne* n'est proprement qu'une *amaurose imparfaite périodique,* le plus souvent sympathique de l'état de l'estomac, avec ceci de particulier que les accès se manifestent vers le soir pour disparaître le matin. Cette affection est endémique dans quelques pays, épidémiques dans d'autres dans certaines saisons de l'année.

Ceux qui sont affectés de cette maladie voient, au coucher du soleil, les objets couverts d'un voile gris, lequel dégénère insensiblement en un nuage épais qui s'interpose entre les yeux et les objets environnants. Les héméralopes ont, jour et nuit, la pupille plus dilatée et moins mobile qu'on ne l'observe chez les personnes dont les yeux sont parfaitement sains; cependant elle est, chez la plupart des malades, plus ou moins mobile pendant le jour, mais elle est toujours dilatée et immobile pendant la nuit. Placés dans une chambre faiblement éclairée par une chandelle, dans laquelle pourtant les assistants

voient suffisamment , les héméralopes n'aperçoivent aucun objet, ou les aperçoivent à peine;
ils distinguent seulement la lumière des ténèbres ; ils voient encore moins au clair de la lune.
Mais dès que le jour reparaît, ils recouvrent la
vue qu'ils conservent dans toute sa plénitude
jusqu'au coucher du soleil.

On guérit ordinairement la cécité nocturne, et
souvent en très-peu de temps , par les mêmes
moyens qui font disparaître l'amaurose incomplète : les émétiques, les poudres et les pilules
résolutives, le vésicatoire à la nuque, les vapeurs
ammoniacales, et la décoction de quinquina uni
à la valériane sur la fin du traitement. Si la
maladie a été précédée de pléthore, ou de la
suppression de la transpiration, on y joint
les émissions sanguines et l'usage des sudorifiques.

C'est ainsi que je suis parvenu à guérir trois
sujets attaqués de cette maladie. Le premier était
un enfant de quatorze ans, qui avait inutilement
usé, pendant plusieurs semaines, des fumigations de foie de mouton cuit ; le second était
un batelier, et le troisième un paysan de nos
rivières voisines. Ces deux derniers avaient de
trente à quarante ans ; ils étaient maigres ; ils
avaient la face bouffie et jaunâtre. Le sujet de
la première observation , après avoir vomi co-
pieusement, au moyen d'un grain et demi de

tartre stibié dissous dans quatre onces d'eau,
qu'il consomma dans l'espace de trois heures,
fit usage les jours suivants des poudres résolutives ci-dessus indiquées. Elles produisaient des
nausées, et deux ou trois selles copieuses toutes
les vingt-quatre heures. Le soir du cinquième, il
commença à distinguer les objets environnants,
à la lumière très-faible d'une lanterne. Dès le
jour même de l'administration de l'émétique, il
commença l'usage des vapeurs ammoniacales,
et les continua jusqu'au seizième, époque à laquelle il était parfaitement guéri. Le batelier
vomit par trois fois une quantité considérable
de matières jaunes et vertes ; il fit ensuite usage
des poudres résolutives, qui le firent encore
vomir le troisième jour; enfin, toutes les quatre
heures, il exposa régulièrement ses yeux aux
vapeurs ammoniacales. Ce n'est que le onzième
jour qu'il commença à discerner les objets pendant la nuit, à la lueur d'une chandelle. Le
troisième malade vomit abondamment une seule
fois; mais il fut tourmenté de nausées très-fré-
quentes produites par les poudres résolutives
dont il usa pendant neuf jours de suite, et rendit
chaque jour une selle copieuse de matières verdâtres. Dès le principe, ce malade fit également
usage des vapeurs d'ammoniaque, et la vue commença à se rétablir dans la nuit du quatorzième
jour. A compter de ce moment, la guérison fit

journellement de nouveaux progrès, et fut bientôt complète. Vers la fin du traitement , je fis
prendre à ces trois malades une décoction de
quinquina et de racine de valériane.

Mais la guérison la plus prompte est celle de
Mauro Benini, agriculteur robuste, âgé de vingt-
deux ans. Au mois de mars , ce jeune homme
commença à s'apercevoir qu'au coucher du
soleil il avait peine à distinguer les objets.
Cette indisposition s'accrut à tel point, qu'au
commencement de mai il était presque entièrement aveugle. Il entra à l'hôpital le 10 du
même mois : je l'examinai en plein jour, et
reconnus que la pupille était très-dilatée et
presque immobile; je répétai le soir le même
examen, et j'acquis la certitude que le malade
n'y voyait pas. Il se plaignait d'amertume à la
bouche, de pesanteur de tête; il avait la langue
sale. Le 11 mai, je prescrivis un émétique qui
ne produisit pas tout l'effet qu'on en devait attendre; je crus donc devoir lui en donner un
autre plus fort le lendemain; il était composé
d'un gros et demi d'ipécacuanha et de deux
grains de tartrite antimonié de potasse. Celui-ci
produisit des vomissements d'une matière jaune
et verdâtre très-abondante ; presque aussitôt la
douleur de tête diminua, et l'amertume de la
bouche disparut; la pupille se resserra un peu,
et témoigna quelque mobilité à l'aspect d'une

vive lumière. C'est alors qu'on commença l'usage des vapeurs ammoniacales ; le soir du même jour, la vue s'améliora. Le 13, on cessa tout remède, excepté les vapeurs. Le 14, le malade se plaignit de nouveau d'amertume à la bouche, et la langue se chargea d'un enduit limoneux. Je lui prescrivis les poudres résolutives, à prendre de trois heures en trois heures : elles déterminèrent des nausées et des selles fréquentes et copieuses. Le 15, continuation des vapeurs : le soir, le malade distingua assez bien les objets qui lui furent présentés. Le 16, tous les signes de l'embarras gastrique s'évanouirent, et la pupille acquit toute la mobilité dont elle jouit chez les personnes en santé. Le 17, Bouini sortit de l'hôpital parfaitement guéri.

Les anciens médecins ont spécialement recommandé contre l'héméralopie les fumigations de foie de mouton rôti, dirigées sur les yeux, à la faveur d'un entonnoir ; ils conseillaient aussi de manger le foie de cet animal, préparé de la même manière. Ce remède jouit encore de quelque célébrité dans ce pays, non-seulement parmi le peuple, mais aussi parmi les gens de l'art. Il est même des auteurs qui prétendent que ce moyen réussit parfaitement chez les Chinois, qui sont, à ce qu'on dit, très-sujets à la maladie dont nous parlons. Je n'ai pas une seule observation à citer en faveur de cette pratique.

dont l'excellence pourrait paraître douteuse, d'après l'histoire de l'enfant que nous venons de rapporter, s'il était permis de tirer une conclusion générale d'un fait particulier. Quoi qu'il en soit, si l'efficacité de ce remède est réelle, la médecine pourra se vanter d'avoir deux moyens au lieu d'un pour guérir l'héméralopie, ou la cécité nocturne (1).

____

(1) « Ce fut un vieux soldat qui indiqua à ses camarades le remède que je vais décrire, lorsqu'il y eut, en 1762, une si grande quantité d'aveugles de nuit à Strasbourg. Les soldats font cuire une tranche de foie de bœuf, pesant environ une demi-livre, dans un pot de terre neuf vernissé, et de grandeur telle qu'il soit complètement rempli par quatre livres d'eau. Lorsque le foie est cuit comme pour le manger, et que la vapeur est d'une chaleur supportable, ils portent le pot sur leur lit, et, inclinant la tête de très-près, ils se font jeter une couverture par-dessus eux, de manière à y être exactement enfermés avec le pot. Ils y restent jusqu'à ce que ce bouillon ne produise plus de vapeurs, ou que la gêne de la respiration les oblige d'en sortir. En général, une seule application suffit pour les guérir radicalement. J'ai connu des soldats entêtés qui n'avaient voulu rien faire pendant trois semaines : je l'ai même quelquefois souffert, afin de savoir si le remède serait aussi efficace pour une maladie ancienne que pour une récente. Je n'y ai pas observé de différence ; et à présent que je crois avoir fait toutes les épreuves nécessaires à ma conviction, je fais administrer de force le même traitement de leur maladie lorsque je puis en avoir connaissance. Je ne désignerai point les noms de ceux qui ont été guéris de cette manière. Il existe actuellement au ré-

Celse dit, dans le chapitre de la Mydriase :
Quidam sine ulla manifesta causa subito obcæ-
cati sunt. Ex quibus nonnulli cum aliquandiu
nihil vidissent, repentina profusione alvi lumen
receperunt. Quo minus alienum videtur, et recenti
re, et interposito tempore, medicamentis quoque
moliri dejectiones, quæ omnem noxiam materiam
per inferiora depellant (1). Ces paroles s'appliquent, selon moi, non-seulement au traitement
de la dilatation de la pupille, mais encore à
celui de l'amaurose imparfaite qui se manifeste
subitement : elles méritent de fixer l'attention
des praticiens.

L'opinion de Celse qu'il est des malades affectés d'amaurose récente, qui recouvrent subitement la vue à la suite d'une diarrhée survenue
spontanément, me semble acquérir un nouveau degré de certitude par l'observation du docteur Pye (2). Un homme, âgé de quarante ans,
était affecté, depuis deux mois, d'une amaurose
périodique, qui, pendant un certain temps, re-

---

giment plus de deux cent cinquante hommes traités de cette
manière, et notamment plus de soixante à la fin de mars et
dans les premiers jours d'avril dernier. » (Dupont, *Mé-*
moires sur la goutte sereine nocturne épidémique, ou nyc-
talopie.)

(1) *De Medic.*, lib. VI, cap. 37.

(2) *Med. observ. and inquiries*, vol. I, art. 13.

vint régulièrement tous les soirs, puis d'une manière irrégulière et à des intervalles inégaux. La pupille était très-dilatée, et l'obscurcissement de la vue devenait tel à l'entrée de la nuit, que le malade ne distinguait pas la lumière d'une chandelle. Dans cet état, il fut pris d'une diar-rhée. Le docteur Pye lui prescrivit, pendant huit jours de suite, une potion dans laquelle entrait le sel d'absinthe ; il lui ordonna ensuite un électuaire composé avec le quinquina, la noix muscade et le sirop d'écorce d'oranges ; il as-socia ces deux dernières substances à la pre-mière, à cause de la diarrhée. Deux jours après, le cours de ventre s'accrut, et le malade vomit abondamment : après quoi il recouvra tout-à-coup la vue, au point qu'il y voyait aussi bien la nuit que le jour. La diarrhée continua, et l'électuaire fut suspendu après un usage de deux jours. Au dévoiement se joignit une fièvre assez forte, et l'on remarqua que, dans le fort de l'accès, le malade devint un peu sourd, mais sans perdre jamais la vue ni le jour ni la nuit. Le docteur Pye ne désigne pas les moyens qu'il employa pour modérer la fièvre, mais il dit qu'elle fut fatale au malade. Quoi qu'il en soit, ce qu'il y a de certain et d'important à savoir, c'est que la diarrhée fit disparaître la goutte sereine. Je ne doute point que les recueils d'observations ne contiennent beaucoup de faits analogues, c'est-à-dire des faits propres à démontrer l'influence des stimulants du tube digestif sur les organes de la vision, et par suite l'utilité des diarrhées spontanées dans le traitement de l'amaurose incomplète.

Mais quand même les exemples d'amaurose guérie par l'apparition spontanée d'un vomissement ou d'une diarrhée, seraient rares, nous avons tant d'observations qui constatent l'efficacité des émétiques et des résolutifs dans cette maladie, qu'il est impossible d'élever le moindre doute sur la justesse de ce précepte : *Quo minus alienum videtur, et recenti re, et interposito tempore, medicamentis quoque moliri dejectiones, quæ omnem noxiam materiam per inferiora dcpellant.* Au reste, les observations de Schmuker et de Richter sont assez nombreuses et assez satisfaisantes, pour nous convaincre de la vérité de ces paroles; mais nous aurons encore plus de confiance dans la méthode curative que nous venons de tracer, si nous faisons attention que les plus célèbres praticiens des temps passés n'ont traité le plus souvent cette maladie que par les émétiques et les résolutifs pris à l'intérieur, quoiqu'ils aient attribué leurs succès à d'autres moyens qu'ils prescrivaient en même temps que les vomitifs et les résolutifs.

Galien (1), Aétius (2), Égine (3), Actuarius (4),
Rhasis (5), Avicenne (6), recommandent tous de
tirer du sang, et de faire vomir les malades à
jeun, ou de les purger par la bouche ou par
le rectum, et d'exciter l'éternuement. Cette pratique fut celle de tous les médecins qui vinrent
après les auteurs que nous venons de citer;
elle était encore la même du temps de Fo-
restus (7) et de Timée (8) : et Hylden (9), qui

---

(1) *Lib. de oculis*, part. 4, cap. 11, 22.

(2) *Sermo septimus*, cap. 48, 52, cap. 46 de Hemeralopia.
*Si vero per hæc non successerit, rursus purgatorium dandum
est quale est hoc. Scammoniæ obol. iij, castorii obol. ij, salis
obol. iij. In debilioribus autem scammoniæ obol. ij injice.
Talis autem purgatio sæpe e vestigio liberavit, aut multo
meliorem conditionem induxit. Post paucos dies dandum est
purgatorium pituitam et bilem ducens.* —

(3) Lib III, cap. 48.

(4) *De Meth. med.*, lib. IV, cap. 11. *Post sanguinis mis-
sionem sternutationes movendæ sunt, et ante cibum vomi-
tibus utendum.*

(5) *De Ægritud. ocul.*, cap. IV. *Cum prolongatur status
morbi, provocentur sternutationes, et vomitus jejuno stoma-
cho; deinde curetur cum collyriis valentibus ad hoc.*

(6) Lib. III, fen. 3, tractatus 4. *Quandoque hæc fit propter
communitatem stomachi et cerebri... Quod si fuerit ab humi-
ditate, administrabis tunc illud quod resolvit post evacuationes.
Vomitus autem qui fit cum facilitate, est ex iis, quæ conferunt.*

(7) *Observ. et cur. med.*, lib. XI, obs. 32, schol. ob. 38.

(8) *Cas. medicin.*, lib. I, cas. 24.

(9) Centur. I, obs. 24; cent. V, obs. 13.

faisait tant de cas de l'application du séton à la nuque, nous fait cependant observer qu'il n'a jamais employé ce moyen qu'après l'usage répété des purgatifs cathartiques. On lit la même chose dans les ouvrages de Smezius (1), de Plater (2), d'Adolphe (3), et de Trewe (4).

Saint-Yves (5), l'un des oculistes les plus cé-lèbres de son temps, raconte l'histoire d'un ecclésiastique auquel il restitua la vue, peu de jours après qu'il l'eut perdue, par un émétique, et par une saignée de la jugulaire; puis il lui recommanda l'usage des vapeurs d'esprit de vin pour consolider la guérison. Il dit avoir rendu le même service à un jeune chanoine, par l'administration répétée des résolutifs, des bouillons tempérants, et des vapeurs spiritueuses locales; enfin il ajoute qu'il a guéri toutes les amauroses dont il a commencé le traitement immédiatement après leur invasion, en saignant et en faisant prendre l'émétique une ou deux fois dans l'espace de deux jours.

(1) *Miscell. med.*, p. 546.

(2) *Praxis med.*, p. 104.

(3) *Act. N. C.*, vol. II, obs. 87.

(4) *Commerc. Norimberg.*, t. VII, an 1735, n. 1.

(5) Traité des maladies des yeux, chap. 27, 28.

Heister (1) prétend avoir guéri une amaurose en excitant la salivation; mais à la manière dont il raconte le fait, il est aisé de voir qu'avant d'employer le mercure, il fit prendre à son malade un purgatif hydragogue; que le lendemain ce malade s'étant plaint de nausées, il lui donna un vomitif, composé de deux grains de tartrite antimonié de potasse, mêlés avec un scrupule de sucre : les vomissements furent abondants, et les envies de vomir s'apaisèrent. Ce n'est qu'après l'administration des évacuants des premières voies, qu'on prescrivit des pilules composées de mercure doux et d'extrait de fumeterre, et d'une friction sur les glandes parotides, avec une quantité d'onguent mercuriel égale à la grosseur d'une fève. Le neuvième jour, la salivation commençait à peine à se déclarer, que le malade distinguait la lumière des ténèbres. Or, d'après ce même fait, et d'après tout ce que nous savons sur l'efficacité des émétiques et des résolutifs dans le traitement de la goutte sereine, il est permis de penser que la guérison citée par Heister, ne doit pas être attribuée à la salivation, mais à l'expulsion des matières stimulantes siégeant dans l'estomac.

Le même auteur (2) rapporte encore l'histoire

____

(1) *Instituzioni di chirurg:*, t. I.
(2) *Med. chirurg. und anat. Wahrnehm I. Band.*

d'une femme affectée d'une amaurose incomplète et menacée d'une entière cécité, à raison d'une profonde tristesse et pour avoir fixé trop long-temps ses yeux sur des corps brillants. Heister l'a guérie par une saignée et des pilules cathartiques composées de mercure doux et de résine de jalap. Il a guéri pareillement (1) un domestique dont la vue s'était considérablement affaiblie sans aucune altération apparente dans la structure des yeux ; seulement ce malade se plaignait de nausées continuelles. Heister lui prescrivit une poudre composée de vingt-cinq grains d'ipécacuanha et dix grains de sulfate de potasse, à prendre le matin avec une infusion d'eufraise, d'hysope et de bois de sassafras pendant la journée ; outre cela, un vésicatoire à la nuque et un collyre stimulant résolutif.

Ribe (2) parle d'un jeune homme de vingt-deux ans qui avait perdu la vue depuis trois mois ; il la lui rendit par l'administration de l'émétique, répété sept fois à différents intervalles.

Helvig (3) et Schroëck (4) nous ont transmis l'histoire de plusieurs amauroses imparfaites sympathiques de l'affection des premières voies,

---

(1) *Loc. cit., Band.* 75.
(2) *Act. Svecic.*, vol. I, trim. 1, n. 10.
(3) *Observ. physic. med.*, obs. 33.
(4) *Miscellan. natur. cur.*, décad. 2, an V, obs. 247.

et guéries par l'usage exclusif des purgatifs résolutifs.

Vandermonde (1) rapporte l'observation d'une fille de huit ans, qui venait de perdre la vue et la parole par l'effet de la présence de matières saburrales et de vers dans l'estomac. L'existence des vers était indiquée par un mouvement rapide et comme serpentin de la langue, par des efforts continuels d'expiration par le nez, par une grande anxiété, et par des sueurs copieuses à la tête. Cette enfant prit un émétique, et rendit par le vomissement un vers rond d'un demi-pied de long avec des matières de diverse nature; elle fit ensuite usage des purgatifs unis aux anthelmintiques, et bientôt elle recouvra l'usage de la parole et de la vue.

Fabre (2) fait mention d'un certain Jean Barricot, qui, dix jours après avoir souffert une colique, perdit la vue des deux yeux; deux saignées et l'application d'un collyre d'eau de roses et de blanc d'œuf n'avaient produit aucun effet. Fabre prescrivit quatre grains de tartrite antimonié de potasse, et deux jours après une potion composée de demi-once de séné, demi-gros de poudre de *tribus*, et une once de manne; deux jours plus tard, il répéta la même dose de

---

(1) Journal de Méd. de Paris, t. X.
(2) *Ibidem*, t. XX.

tartre stibié, et ainsi de suite pendant neuf jours; ensuite il ordonna quelques pilules de mercure doux et de diagrède, une infusion d'eufraise, et la tisane sudorifique et laxative du codex de Paris, pendant huit jours consécutifs. Quant aux moyens locaux, les seuls qui furent employés sont les vapeurs d'esprit de vin et de café, dirigées sur les yeux au moyen d'un entonnoir. Dès le quatrième jour du traitement, Barricot commença à distinguer la lumière des ténèbres ; le douzième, il discernait les couleurs à peu de distance ; et le vingtième, il recouvra complètement la vue.

Thilen (1) rapporte deux observations intéressantes d'amaurose imparfaite, guéries l'une et l'autre par l'emploi du tartre stibié, pris d'abord comme vomitif, puis comme résolutif, tantôt, seul, tantôt uni à des substances savonneuses et à l'extrait d'arnica.

Whitt (2) parle d'une dame dont la vue s'affaiblissait sensiblement, toutes les fois qu'elle avait des aigreurs d'estomac. Elle se guérit par le moyen d'un émétique, des poudres absorbantes, et des stomachiques amers. Je connais un grand personnage à qui il est arrivé plusieurs

---

(1) *Medicinische und Chirurgische bemerkungen*, § Amaurosis.

(2) *Delle affez. ipocondr. ed ister.* . cap. I.

fois d'éprouver, pendant quelques heures, après
le dîner, un affaiblissement considérable de la
vue, et presque un aveuglement complet, pour
avoir mangé du poisson frit dans l'huile d'olive.
C'est encore une chose très-connue que la di-
gitale pourprée, le stramonium, l'infusion de
tabac, et plusieurs autres substances analogues,
sont à peine en contact avec l'estomac qu'elles
produisent la cécité.

On lit dans le Mercure de France de l'année
1756(1), le récit des guérisons obtenues par Four-
nier sur plusieurs sujets affectés d'héméralopie.
Les sujets des trois premières sont trois soldats
auxquels il donna l'émétique, après les avoir fait
saigner. Le lendemain, ils se plaignaient encore
d'avoir la tête pesante et d'éprouver des envies
de vomir. Nouvelle saignée, nouvel émétique;
tous les symptômes se dissipèrent, et ces trois
soldats recouvrèrent la faculté de voir comme
auparavant. La même méthode réussit pareillement sur huit autres soldats de la même gar-
nison.

Vieusseux (2) parle d'un enfant qui, s'étant
exposé trop tôt au grand air, après une fièvre
scarlatine, perdit entièrement la vue : les pupilles étaient très-dilatées. Cette maladie ne ré-

---

(1) Février, p. 168.
(2) *Voyez* Recueil périodique de Médecine, t. VI.

sista pas à l'usage du tartre stibié et des vésicatoires ; on termina la cure par des toniques
martiaux.

Pellier(1) délivra d'une héméralopie le capitaine
de vaisseau Micetti, par l'émétique à doses réfractées, l'application d'un vésicatoire à la nuque,
et des bouillons rafraîchissants et apéritifs. Le
même auteur (2) assure, avoir guéri plusieurs
fois l'amaurose imparfaite récente avec l'émétique en lavage et les fumigations locales aromatiques.

A tous ces faits j'en ajouterai quelques-uns
qui me sont propres, pour prouver de la
manière la plus convaincante l'efficacité de la
méthode que je propose contre l'amaurose récente, affection qui dépend le plus souvent
du mauvais état de l'estomac (3) et d'une faiblesse nerveuse générale ou bornée aux nerfs
des yeux.

Il est digne de remarque que, dans le traitement de la goutte sereine, la plupart des mé-

____

(1) Recueil de Mémoires et Observations sur l'œil, observ. 132.

(2) *Ibid.*, observ. 136, 138.

(3) *Experientiæ suffragio firmum est, ut in omnibus ca-
pitis et nervorum morbis, sic etiam in iis qui oculos detinent,
ventriculi et virtutis ipsius digestivæ rationem esse habendam.*
(Hoffm. dissert. *de morbis præcipuis recta medendi ratione.*)

decins anciens et modernes aient fait précéder
l'administration des émétiques et des cathartiques de saignées générales ou locales. Mais des
observations plus récentes nous ont appris qu'il
ne fallait pas faire de cette pratique une règle
générale, et qu'on ne doit recourir à la saignée
que dans le cas où elle est clairement indiquée,
comme dans les amauroses compliquées, d'une
pléthore générale ou partielle de la tête, sur
des sujets jeunes et vigoureux; lorsque la perte
de la vue s'est manifestée à la suite d'une suppression de sang habituelle, etc. Dans toute
autre circonstance, non-seulement la saignée
ne convient pas, mais elle peut être funeste et
dangereuse aux personnes exténuées, tristes,
sujettes aux convulsions, etc.

Quant au choix des moyens propres à purger
l'estomac et les intestins, et à réveiller l'action
du système nerveux, nul doute que le tartrite
antimonié de potasse, seul ou combiné avec
les substances gommeuses et résolutives, ne
soit préférable aux drastiques, ou aux lavements purgatifs acres, tels qu'on les employait
autrefois. J'en excepte pourtant les personnes
exténuées et délicates, auxquelles la teinture de
rhubarbe est plus convenable. Il n'est pas déraisonnable de penser que dans le traitement
de l'amaurose, causée par un état saburral de
l'estomac, par la suppression de la transpira-

tion, ou par une métastase qui s'est jetée sur les yeux, il n'est pas, dis-je, invraisemblable que le tartre stibié, administré par petites doses, possède une action particulière sur l'estomac et sur le système nerveux, action qui le rend préférable à tous les autres résolutifs internes, tant pour débarrasser les organes digestifs des matières qu'ils contiennent, que pour fortifier le système nerveux, rétablir la transpiration et l'action des vaisseaux absorbants.

J'ai fait mention, au chapitre de l'ophthalmie, de l'excès de sensibilité que l'inflammation laisse quelquefois dans les yeux. Je crois devoir noter ici que le même phénomène peut se manifester dans des circonstances opposées ; ce cas s'observe chez les personnes de cinquante à soixante ans, sans cause appréciable, et quoiqu'elles aient joui jusqu'alors de la meilleure vue. Elles commencent par se plaindre de voir les objets d'autant plus nébuleux qu'ils sont plus éloignés et mieux éclairés ; peu à peu la lumière les incommode, et bientôt elles sont obligées de se servir de verres colorés pour en modérer l'impression.

Les yeux ne présentent aucune espèce d'altération, excepté pourtant que la pupille est très-rétrécie, quoique à une lumière assez faible ; si on présente à ces personnes des corps à une petite distance, elles les jugent plus petits qu'ils ne sont réellement.

Cette susceptibilité n'est pas toujours l'effet d'une augmentation générale de la sensibilité, puisqu'on l'observe assez souvent sur des personnes robustes et bien portantes sous tout autre rapport. Les terminaisons en sont variées; ainsi chez les sujets faibles, nerveux, hypocondriaques, elle annonce souvent l'amaurose, tandis que chez les individus d'une forte constitution, elle s'affaiblit peu à peu, et nécessite seulement qu'on fasse usage des verres convexes. L'expérience m'a appris que les toniques externes et internes, si utiles dans le premier cas, du moins pour retarder la funeste terminaison de cet état morbide, ne sont d'aucun avantage dans le second : ici suffisent un bon régime, un exercice modéré, l'abstinence de la lecture et de l'usage continué des verres colorés. C'est à tort qu'on pense que l'usage soutenu des lunettes vertes soit nécessaire pour calmer l'excès de sensibilité des yeux. Après quelques mois de cette méthode, il arrive au contraire que les malades ne peuvent plus supporter la lumière la plus modérée, et qu'ils sont obligés d'avoir recours à des verres plus fortement colorés que les premiers, verres dont ils ne peuvent plus se passer ensuite, pas même dans leur chambre.

Au contraire ceux qui ont la précaution de se servir de verres peu colorés, et de n'en faire usage que lorsqu'ils s'exposent aux rayons du soleil, ou lorsqu'ils voyagent sur la neige, finissent, au bout d'un an ou deux, par se passer de ce secours, même dans la lumière la plus forte : seulement ils voient alors les objets moins distinctement que dans une lumière faible; ces objets leur paraissent aussi un peu plus petits qu'ils ne le sont, tant que la constriction de la pupille persiste. Je me suis convaincu plusieurs fois que l'extrait de belladonne, administré à l'intérieur ou à l'extérieur, affaiblit l'action nerveuse des yeux, et qu'il dilate la pupille. Mais outre que, dans cette circonstance, les yeux supportent difficilement l'application des topiques, et que les effets de la belladonne sont passagers, je n'en ai jamais retiré aucun avantage marqué ni durable.

Dix-neuvième observation.

Jacques Migliavacca, de Pavie, âgé de trente-deux ans, menuisier, d'une constitution faible, maigre, éprouva au mois de mars 1798, à la suite d'une profonde tristesse, une douleur gravative aux sourcils, dégoût général, tension du ventre, et de l'inappétence. Le 7 avril suivant, trois heures après son lever, il perdit tout-à-coup la vue des deux yeux.

Le lendemain, il se fit transporter à l'hôpital.

J'examinai ses yeux, et je trouvai qu'il avait les pupilles tellement dilatées, qu'elles restaient immobiles à la lumière la plus vive; toutefois le disque en était régulier. Le fond de l'œil paraissait d'un beau noir.

Je prescrivis de suite deux grains de tartrite antimonié de potasse dans quatre onces d'eau, à prendre par cuillerées rapprochées, jusqu'à l'apparition des nausées et du vomissement. Après avoir pris toute la potion, le malade vomit par trois fois une quantité considérable de mucosités et de matières bilieuses verdâtres, tellement irritantes, qu'elles laissèrent, pendant plusieurs heures, un sentiment d'ardeur intolérable sur la langue et dans la gorge. Le même jour, il alla deux fois à la selle, et rendit des matières liquides et jaunâtres; il passa tranquillement la nuit, et se réveilla le matin très-soulagé de sa douleur de tête et de celle des sourcils.

Je lui prescrivis une poudre résolutive, composée d'une once de crême de tartre et d'un grain de tartre stibié, divisée en six parties égales; il en prenait trois par jour, une le matin, l'autre à midi, et la troisième le soir : ce moyen fut continué pendant plusieurs jours. Chaque prise déterminait des nausées, et une ou deux selles toutes les vingt-quatre heures. Quelque temps après l'usage de ces poudres, le malade ne se plaignit plus de débilité, ni de tension aux hypocondres. Il exposait en même temps ses yeux, trois fois par jour, aux vapeurs ammoniacales, jusqu'à déterminer la rougeur de la conjonctive et un écoulement abondant de larmes.

Les quatre premiers jours de ce traitement, il ne parut aucun changement dans l'état des yeux; mais le cinquième (13 avril), le malade voyait très-clairement la chandelle qu'on approchait de lui. En effet, les pupilles me parurent un peu resserrées. On continua l'usage de la même poudre, mais seulement matin et soir.

Le 19 avril, le malade distinguait passablement les objets environnants à une lumière modérée; les pupilles étaient encore plus resserrées que le 13; et comme il avait observé jusqu'alors une diète sévère, je le mis au régime des convalescents. Pour fortifier les organes digestifs et réveiller l'action du systême nerveux, je remplaçai les poudres résolutives par des poudres composées d'une once de quinquina et demi-once de racine de valériane, divisées en six parties égales. Le malade en prenait une le matin et une autre le soir, sans négliger les vapeurs ammoniacales dirigées sur les yeux.

A dater du 19 avril, Migliavacca recouvra

16.

de jour en jour la faculté de voir, et, le 22 mai, il sortit de l'hôpital, en état de reprendre son métier, qu'il exerce encore au moment où j'écris.

Vingtième observation.

Étienne Barbieri, âgé de quatorze ans, pâle, maigre, appartenant à l'hôpital des orphelins de cette ville, fut attaqué, en mars 1797, d'une péripneumonie pour laquelle on lui fit une forte saignée. Il était encore convalescent, lorsqu'il se plaignit de ne voir presque plus de l'œil droit, où il ressentait de temps en temps de fortes douleurs, ainsi que dans le sourcil du même côté. On lui prescrivit des anti-spasmodiques et des toniques ; mais la maladie faisait chaque jour de nouveaux progrès. La pupille se resserra, devint immobile, et l'on vit paraître au-delà une petite ligne blanchâtre qui semblait annoncer un commencement d'obscurcissement de la capsule cristalline.

Tel était depuis deux ans l'état de ce malade, lorsque, au commencement de septembre, il perdit presque complètement et tout-à-coup la faculté de voir de l'œil gauche, avec cette particularité que le matin, à son réveil, il distinguait à peine la lumière des ténèbres. Il avait, en effet, la pupille de cet œil très-dilatée et immobile, tandis

que celle de l'œil droit était, comme je l'ai dit,
immobile et resserrée.

Je voulus essayer l'extrait de pulsatille noire;
j'en fis prendre trois grains, soir et matin, et
j'augmentai cette dose de demi-grain en demi-
grain jusqu'à concurrence de neuf grains, deux
fois par jour. Mais, au bout de quinze jours,
je fus obligé de renoncer à ce remède, parce
que, sans améliorer la vue, il causait de fortes
douleurs de tête, des vertiges, et peu s'en fallait qu'il ne déterminât des convulsions générales. Je suspendis tout traitement jusqu'au 24
septembre.

A cette époque, je prescrivis deux grains d'é-
métique dans quatre onces d'eau. Après avoir
pris les trois quarts de cette potion, le malade
vomit un demi-bassin de matières verdâtres,
bilieuses, tenaces, et sur le soir il eut deux évacuations alvines. La nuit fut tranquille; le lendemain matin à son réveil il put distinguer,
avec l'œil gauche, les objets qui étaient près de
lui, et les personnes qui traversaient le dortoir;
ce qu'il n'avait pu faire depuis plusieurs mois.
Aussitôt je le mis à l'usage des poudres résolutives indiquées dans l'observation précédente :
elles causèrent des nausées, et régulièrement
deux selles tous les jours. En même temps
ou soumettait, trois ou quatre fois par jour,

l'œil malade à l'action des vapeurs ammoniacales.

Le 1er janvier, une heure après la première
prise de la poudre résolutive, cet enfant vomit
avec impétuosité une quantité considérable de
matières bilieuses et verdâtres, non moins visqueuses que la première fois. Je suspendis tout
médicament durant cette journée, et je réduisis
graduellement la dose de la poudre à deux prises
par jour, jusqu'au 8 du même mois.

A cette époque, le petit malade distinguait
déja assez bien les objets avec l'œil gauche, dont
la pupille s'était resserrée et montrait quelque
mobilité devant une grande lumière. Celle de
l'œil droit resta dans le même état, ainsi que
la vue de ce côté. Au reste, le malade n'avait
plus la face livide et jaunâtre comme autrefois;
il avait bon appétit.

Ce fut alors que j'employai les pilules de Schmuker, à la dose de quatre, matin et soir, sans
discontinuer l'usage des vapeurs ammoniacales.
Ces pilules produisirent en très-peu de temps des
nausées; elles déterminaient deux selles par jour,
sans affaiblir le malade.

Le 16 janvier, il survint une diarrhée qui les
fit suspendre : elles furent reprises le 22, mais
à moitié dose; et comme elles purgeaient encore
trop, elle ne furent employées que tous les

deux jours. On ne discontinua pas l'usage des vapeurs.

Le 9 février, l'enfant, bien rétabli de la vue de l'œil gauche, s'échappa furtivement de l'hôpital par une journée pluvieuse, et rentra tout mouillé de la tête aux pieds. Cette imprudence fut suivie, deux jours après, d'une fièvre continue rémittente dont on vint facilement à bout avec le quinquina uni à la valériane.

Il est à remarquer que, malgré la violence des accès fébriles, l'œil gauche se conserva toujours en si bon état, qu'il distinguait les plus petits objets. La santé générale se rétablit; mais l'œil droit resta précisément tel qu'il était au début du traitement.

Vingt-unième observation.

Jean Seignani, voiturier, d'une constitution robuste, âgé d'environ trente ans, fut pris un matin, en sortant de l'église, d'un affaiblissement de la vue, qui s'accrut avec tant de rapidité, qu'il se trouva complètement aveugle en quelques minutes.

Lorsqu'il entra à l'hôpital, il avait le visage enflammé, le pouls dur et plein, la conjonctive parsemée de petits vaisseaux sanguins, la pupille immobile et dilatée : il ne se plaignait d'ailleurs que de la perte de la vue.

Je commençai par le faire saigner du bras; puis je lui fis appliquer quatorze sangsues, soit à la tempe, soit à la face antérieure du cou : le sang coula abondamment. Je recommandai la diète, les boissons délayantes et un purgatif. Mais ces moyens diminuèrent la somme générale des forces, sans rien changer à l'état des yeux.

Le lendemain, deux sinapismes aux pieds et l'application d'un vésicatoire à la nuque ne produisirent aucun bon effet. Le quatrième jour, ce malade but, à plusieurs reprises, une livre de décoction d'arnica; il prenait, matin et soir, une petite pilule d'extrait d'arnica et de pulsatille noire. Mais ces remèdes, dont on augmentait chaque jour la dose, n'amenèrent aucun changement favorable. Après quinze jours d'une administration soutenue, on passa à l'usage des pilules de Schmuker.

Dès les six premiers jours, le malade se sentit un peu soulagé, et ce mieux augmenta journellement et par degrés. En effet, dans l'espace de vingt-sept autres jours, il recouvra parfaitement la vue dont il jouit pendant deux mois; mais il la perdit de nouveau par l'abus des aliments grossiers et des liqueurs fortes.

Après une petite saignée, je revins encore à l'usage des pilules de Schmuker; et sans autre secours, excepté des lotions d'eau froide, la vue se rétablit parfaitement dans l'espace de trente-deux jours. Il n'y a pas eu de récidive.

Vingt-deuxième observation.

Joseph-Antoine Gossi, âgé de soixante ans, d'une constitution robuste, fut attaqué, sur la fin de 1794, d'une fièvre quarte qui résista, pendant treize mois, à tous les moyens. Elle cessa cependant; mais telle est l'impression de faiblesse qu'elle laissa, que cinq mois d'un bon régime suffirent à peine pour rétablir les forces. Après cet espace de temps, et sans être encore bien guéri, il commença à voir des bandes noires devant l'œil gauche : ces bandes allaient toujours croissant, de sorte que, dans quinze jours, Gossi fut entièrement privé de la faculté de voir de ce côté. Les premiers remèdes lui rendirent un peu la vue, mais cet effet ne fut pas de longue durée. Au reste, l'état de cet œil était très-variable ; car tantôt il perdait presque entièrement l'usage de ses fonctions, et tantôt il les recouvrait assez pour que Gossi pût se conduire.

Plusieurs semaines se passèrent dans cette alternative de bien et de mal. Persuadé qu'il ne pouvait lui arriver rien de pire, le malade refusait de se soumettre à de nouveaux remèdes. Il était dans cette résolution, lorsque l'œil droit se troubla tout-à-coup au point qu'en peu de jours Gossi fut contraint de se faire conduire pour être en sûreté.

Après avoir inutilement essayé de tous les remèdes qui lui furent conseillés, et réduit à la dernière misère par l'impossibilité de s'acquitter de l'emploi qui le faisait vivre, cet homme vint le 8 juin 1796 se faire traiter dans cette ville.

Un examen attentif me fit découvrir que les pupilles étaient dilatées et immobiles : le fond de l'œil était d'un beau noir du côté droit.

Ayant principalement égard au désordre du systême gastrique, aggravé par les fortes affections de l'ame, je lui prescrivis quatre grains de tartrite antimonié de potasse dans huit onces d'eau, à prendre par grandes cuillerées, toutes les deux heures. La première dose de cette potion n'excita que des nausées. Elle fut répétée le lendemain, et produisit, avant la sixième cuillerée, un vomissement abondant de matières jaunes, verdâtres, amères, et deux évacuations alvines.

Le 11, j'ordonnai seize grains de tartre stibié dissous dans douze onces d'eau de menthe poivrée, avec addition d'une once et demie de sirop d'écorces d'oranges, à prendre une ou deux cuillerées, trois fois par jour. En outre, je conseillai quelques tasses d'une infusion d'un gros de feuilles d'arnica dans une livre et demie d'eau. Les deux premiers jours, peu d'heures après avoir pris une ou deux cuillerées de la solution émétique, le malade vomit de la bile; puis ce remède ne produisit que des nausées.

Le 14, les bandes noires qui paraissaient devant l'œil gauche, commencèrent à se dissiper: elles disparurent complètement en peu de jours. La pupille devint un peu mobile des deux côtés; et le douzième jour, depuis le commencement du traitement, Gossi distinguait déja les gros objets.

A cette époque, on cessa la potion émétique pour lui substituer les pilules de Richter, à la dose de quinze, trois fois par jour, puis de dix-huit, enfin de vingt-quatre, sans discontinuer l'infusion d'arnica.

Il n'y avait pas encore quinze jours que le malade faisait usage de ces pilules, et il voyait assez clairement pour se conduire lui-même. Au bout d'un mois et demi, à l'aide de ce seul moyen et des lunettes dont il se servait avantageusement avant d'être affecté d'amaurose, il fut en état de pouvoir lire et écrire. Examinés à cette époque, ses yeux ne présentaient aucune espèce d'altération; seulement la vue de l'œil gauche était un peu moins parfaite que celle de l'œil droit.

Les pilules ne produisaient des nausées que de temps en temps, mais elles déterminaient régulièrement une selle tous les jours. Cet homme desirant de retourner chez lui, je le lui permis, à condition qu'il continuerait à prendre une autre dose des pilules de Richter. Il n'eut jamais aucune autre altération de la vue (1).

Vingt-troisième observation.

J. Pizzi., âgée de seize ans, d'une faible constitution, et non encore réglée , ressentit, à la fin de mai 1801, une faim si considérable, qu'elle avait peine à la satisfaire en mangeant toute sorte d'aliments grossiers, et notamment du pain de maïs. Fatiguée d'ailleurs des travaux assidus de la campagne, auxquels elle n'était pas accoutumée, cette fille s'aperçut que sa vue s'obscurcissait. Dès ce moment son appétit immodéré cessa: la bouche devint amère, un sentiment de pesanteur se déclara à la région épigastrique, nausées, céphalalgie continuelle, cessation complète de la vue de l'œil droit, diminution considérable de l'autre. Les pupilles étaient assez dilatées et presque immobiles à la lumière la plus vive : il y avait comme un commencement de strabisme. C'est dans cet état

----

(1) La marche et le traitement de cette maladie sont parfaitement connus de M. Volpi, chirurgien de cet hôpital.

qu'elle fut transportée à l'hôpital-clinique, le 4 juin 1801.

Le même jour, je lui donnai quatre grains de tartrite antimonié de potasse dissous dans cinq onces d'eau distillée, à prendre par cuillerées.. La malade éprouva beaucoup de nausées, mais elle ne vomit que peu de matières visqueuses et blanchâtres.

Le 5, le même vomitif, donné de la même manière, détermina un vomissement plus copieux que la veille, mais de même nature. Néanmoins la céphalalgie, la pesanteur d'estomac, diminuèrent sensiblement : les nausées persistaient, la langue était aussi sale qu'auparavant. La pupille manifestait quelques mouvements devant une lumière assez vive. L'œil gauche fermé et couvert, la malade distinguait encore la lumière de l'obscurité. Alors elle commença l'usage des vapeurs ammoniacales, auxquelles elle exposait ses yeux toutes les deux ou trois heures.

Le 6, peu de céphalalgie, bouche moins amère, pupille plus mobile. La malade est mise à l'usage des poudres résolutives dont elle prend trois doses par jour : elle continue les fumigations indiquées.

Le 7, la céphalalgie est presque entièrement dissipée. Les poudres résolutives déterminent des nausées pendant quelques heures, puis deux

selles abondantes dans la journée. La pupille se
resserre un peu, et la malade distingue les contours des gros corps.

Le 8, plus de douleur de tête, ni d'amertume à la bouche, ni de saletés sur la langue.
La pupille est plus mobile que la veille.

Les 9, 10, 11 et 12, même traitement.

Le 13, tous les symptômes de l'embarras gastrique reparaissent. Je substituai aux poudres
résolutives un mélange de demi-gros d'ipécacuanha et d'un grain de tartre stibié, pour une
seule dose. La malade vomit beaucoup de matières d'un jaune vert, ne souffrit plus de sa
douleur de tête, et reconnut assez bien les objets qu'on lui présenta. Elle continua l'usage des
vapeurs indiquées.

Le 14, elle se trouve très-bien. La pupille de
l'œil droit où l'amaurose est la plus intense,
est cependant plus rétrécie que celle de l'autre
œil.

Le 15, la malade revint à l'usage des poudres
résolutives.

Le 16, tout va de mieux en mieux. La malade distingue une petite aiguille avec l'œil
droit.

Les 17, 18, 19 et 20, les poudres résolutives
produisent chaque jour deux selles abondantes,
sans affaiblir : l'appétit est bon, les digestions
se font bien.

Le 21, on suspend l'usage des poudres pour leur substituer la décoction de quinquina avec l'infusion de racine de valériane : la dose est de trois onces trois fois par jour.

Les 22, 23, 24, 25, 26 et 27, cette fille voit aussi bien avec l'œil gauche qu'avec l'œil droit les objets les plus fins. Elle prend une bonne couleur; et le strabisme est presque entièrement disparu.

Le 28, elle sort de l'hôpital parfaitement guérie. Je lui conseillai néanmoins de continuer encore une huitaine de jours les vapeurs ammoniacales; de prendre, matin et soir, une poudre composée d'un gros de quinquina et demi-gros de racine de valériane ; d'observer un bon régime, et de se préserver des rayons brûlants du soleil.

NOTE.

Au moment où nous corrigeons les épreuves de cette feuille, M. le baron Larrey vient de publier un volume de mémoires. Parmi ces mémoires, il en est un qui se rapporte trop immédiatement à notre sujet, et le nom de son auteur est trop imposant, pour que nous puissions omettre d'en faire connaître les principaux corollaires. Cette note eût peut-être été mieux placée à la suite de la cataracte, mais l'ouvrage dont elle est extraite a paru trop tard.

Le mémoire dont nous parlons a pour titre : *Notice sur les propriétés de la membrane iris.*

Intimement convaincus que la propriété contractile de

l'iris est placée sous l'influence de la rétine, la plupart des praticiens s'abstenaient de pratiquer l'opération de la cataracte, lorsque l'iris est privée de ses mouvements; car ils supposaient que, dans ce cas, l'organe visuel était paralysé. Mais l'expérience ayant appris que la vue se rétablit, après l'extraction du cristallin, malgré l'immobilité de l'iris, on conclut dans la suite que cette cloison membraneuse ne pouvait se contracter qu'autant que la rétine sentait l'impression des rayons lumineux.

M. Larrey cite des exemples de cataracte et d'amaurose dans lesquels la pupille jouissait de toute la contractilité dont elle est douée, malgré la paralysie du nerf optique, ou l'opacité du cristallin. Il rapporte entr'autres l'histoire d'un garçon armurier, observé par un des traducteurs de cet ouvrage. A l'âge de quatorze ans, ce jeune homme reçut un coup de baguette de fusil à la partie moyenne du bord inférieur de l'orbite gauche. Cette percussion fut immédiatement suivie de la perte de la vue de l'œil du même côté, tandis que l'*iris conserva l'intégrité de ses mouvements*. Ce jeune homme resta dans cet état pendant dix à onze mois. Craignant pour l'autre œil, il fut consulter M. Larrey, qui lui rendit l'usage de l'organe paralysé par l'application de quelques ventouses et de plusieurs moxas, et par l'emploi d'un émétique et des amers. Il se croyait parfaitement guéri, lorsqu'au bout de quelques mois il s'aperçut que la vue de l'œil gauche s'obscurcissait sensiblement; en effet, bientôt après il en fut totalement privé. M. Larrey reconnut une cataracte complète; mais, chose remarquable, l'*iris conservait toujours ses mouvements*.

Ce célèbre praticien conclut, contre l'opinion générale, que les mouvements de l'iris sont indépendants des propriétés de la rétine; non qu'il nie que l'immobilité de la première de ces membranes ne puisse se rencontrer avec l'insensibilité de la seconde ; mais il pense que ces phénomènes ne sont pas liés l'un à l'autre, puisqu'ils peuvent exister isolément. Il fortifie son opinion par l'énumération de plusieurs maladies organiques du bas-ventre, du cerveau, et même de la poitrine, qui influent d'une manière remarquable sur les propriétés de l'iris, en sorte qu'on aurait peut-être autant de raison de rapporter les mouvements de cette membrane à l'influence des viscères abdominaux, thoraciques, etc., qu'à celle de la rétine.

La conséquence pratique à déduire de cette nouvelle théorie, c'est qu'on ne peut juger avec certitude de l'état de la rétine sur celui de l'iris : ainsi la dilatation de la pupille n'est pas un symptôme infaillible de la paralysie du nerf optique, et son resserrement n'est pas toujours la preuve d'un excès de sensibilité.

« Il est très-difficile, dit M. Larrey, de déterminer les causes des mouvements de dilatation et de resserrement de la pupille, et d'en expliquer le mécanisme. Cependant, comme, chez l'homme et chez la plupart des animaux, ces mouvements paraissent être indépendants de la volonté de l'individu, on serait porté à croire que le *stimulus* qui produit la contraction des fibres de l'iris, est exclusivement fourni par les rameaux nerveux qui proviennent du ganglion ophthalmique appartenant au système de nerfs de la vie intérieure. Mais on doit considérer, 1° que ce rideau membraneux reçoit directement chez l'homme, comme chez plusieurs animaux, un ou deux filets du nerf nasal appartenant à la première branche de la cinquième paire du cerveau ; 2° que les mouvements de cette cloison paraissent se modifier d'une manière plus ou moins sensible chez les mêmes individus, soit sous l'influence d'une impression très-forte de lumière qui irrite ce voile membraneux, soit par l'apparition subite d'images d'un aspect plus ou moins excitant, relativement à leur couleur ou à leur forme ;

II.   17

3° enfin, que cette cloison paraît réellement exécuter ses mouvements sous l'influence d'une volonté tacite de l'individu, mais exprimée par la répétition du phénomène chez certains oiseaux, tels que tous ceux de la famille des perroquets (1). D'après ces réflexions, l'on concevra que l'iris est un organe mixte, dont une portion peut être soumise jusqu'à un certain point à l'empire de la volonté du sujet, tandis qu'une autre portion exécute ses mouvements sans sa participation (2). Ainsi, on peut conclure de cette structure, que je décrirai plus tard avec plus de détails, et du mode de distribution des nerfs qui se rendent dans ce rideau membraneux, que le relâchement de l'iris, ou la dilatation de la pupille, s'opère par le plissement des artères flexueuses naturellement disposées en zigzag ou en lignes spiroïdes, et par l'engorgement de ces vaisseaux, déterminé par le stimulus que les filets nerveux du ganglion ophthalmique transmettent dans cette membrane, tandis que la contraction de ce rideau mobile, ou le resserrement de la pupille, ne s'opère sans doute qu'à l'aide de l'engorgement de la petite couronne artérielle ou ciliaire, faisant les fonctions du *cordon d'une bourse*. Cet engorgement paraît être déterminé par le stimulus des nerfs ciliaires longs, qui se rendent

---

(1) Selon M. Cuvier, la raie paraît avoir non-seulement la faculté de mouvoir la pupille à volonté comme les perroquets, mais elle offre encore de plus un prolongement placé au bord supérieur de cette ouverture, et disposé en forme de palmette grillée, que ce poisson abaisse sans doute à volonté au-devant du cristallin, comme une jalousie. Chez la torpille, ce voile opaque membraneux est entier, et cette raie peut en couvrir toute la prunelle à sa volonté. *Voyez* le deuxième volume des Leçons d'anatomie comparée.

(2) On remarque les mêmes propriétés dans la vessie urinaire, dont le sphincter se resserre par le stimulus des nerfs de la vie animale, tandis que le corps de cette poche membraneuse est stimulé par ceux de la vie intérieure.

du nerf nasal dans le pourtour de cette ouverture, sans communiquer avec ceux du ganglion lenticulaire. Aussi les irritations de l'estomac ou des poumons déterminent-elles souvent le resserrement de la pupille, tandis que celles des intestins, de l'utérus ou de la vessie, nous ont paru déterminer la dilatation de cette ouverture; ce qui s'observe chez les enfants affectés de vers. »

(Note des traducteurs.)

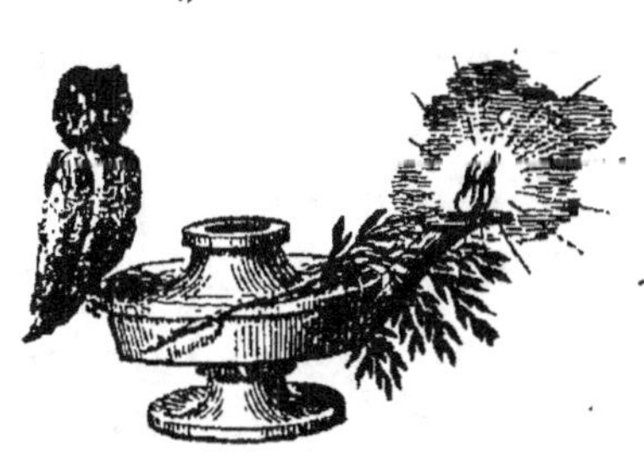

CHAPITRE VIII.

Du Fongus hématode et du Cancer de l'œil.

Oɴ a cherché pendant long-temps pourquoi le cancer, qui épargne toutes les autres parties du corps dans l'enfance, dévore le globe de l'œil avec tant de rapidité et même plus fréquemment que chez les adultes. On a compté que sur vingt-quatre individus affectés d'un cancer à l'œil, il en est au moins vingt au-dessous de douze ans. Wardrop nous a donné récemment la solution de cette question (1). Ce judicieux observateur a dé-

(1) *Observ. on fungus hæmatodes. Edimburgh.* 1809.

Dès l'an 1765, Hayes et Jh. Hunter nous ont donné la description de cette maladie qu'ils avaient observée sur les deux yeux d'une petite fille de trois ans et demi. (*Med. obs. and inquiries,* vol. III, p. 120.) On trouva dans la chambre postérieure une substance blanche, molle, fongueuse, qui avait poussé l'humeur vitrée en avant. Hunter penchait à croire que cette substance provenait d'une altération particulière de la partie postérieure du corps vitré, laquelle, dit-il, n'avait aucune connexion avec la rétine. Mais il est aujourd'hui démontré, par un assez grand nombre de faits

montré, par les résultats de l'anatomie pathologique, que la dégénérescence du globe de l'œil chez les enfants, dégénérescence vulgairement désignée sous le nom de *carcinome*, ne constitue pas précisément le cancer, mais bien une sorte de fongus malin auquel les médecins modernes ont donné le nom de *fongus hématode* : affection aussi funeste que le cancer, mais caractérisée par des symptômes particuliers. Elle attaque tous les âges, tous les sexes, toutes les parties du corps, et le globe de l'œil des adultes comme celui des enfants, quoiqu'elle soit plus commune chez les derniers : elle se montre ordinairement sous l'aspect du cancer ordinaire.

La différence que nous établissons entre ces deux maladies résulte de la comparaison des caractères extérieurs et des lésions cadavériques, de la dégénérescence des parties internes du globe de l'œil et de l'appareil des symptômes.

Le cancer est constamment précédé du squirre, ou de l'endurcissement morbide d'une glande, ou de toute autre partie du corps. A mesure que le squirre tend à dégénérer, il se

---

analogues à celui que nous a transmis Hunter, que cette substance mollasse et fongueuse se lie intimement avec l'état morbide de la rétine et du nerf optique; de sorte qu'il est très-probable qu'il s'est glissé quelque erreur ou quelque inexactitude dans l'observation rapportée par ce praticien.

forme dans son sein une matière ichoreuse, qui, renfermée d'abord dans des cellules, s'étend de proche en proche jusqu'à la surface de la tumeur dont elle détruit l'enveloppe. C'est à cette époque que la substance squirreuse se convertit en un ulcère malin, de couleur livide, à bords renversés et irréguliers, d'où s'écoule une humeur abondante et plus ou moins irritante.

La tumeur qui forme la base du cancer ulcéré, loin d'augmenter de volume, diminue plutôt. Elle conserve sa dureté naturelle dans toute son étendue, s'élève jusqu'à certain point au-dessus du niveau de l'ulcère, puis se creuse et disparaît çà et là sous l'influence du même procédé qui l'a fait naître. Et si la surface de la plaie semble vouloir se cicatriser dans quelques points, l'illusion n'est pas de longue durée ; car ces mêmes points s'ulcèrent bientôt de nouveau.

Au contraire, le *fongus hématode* n'est, dès son origine, qu'une tumeur mollasse, circonscrite, légèrement élastique, dont la pression fait éprouver au toucher un sentiment de fluctuation profonde. La surface extérieure laisse voir quelques veines variqueuses ; à cela près, elle conserve pendant un certain temps la couleur naturelle de la peau ; mais la substance intérieure est bien différente de ce qu'elle est dans l'état na-

turel : tendre et pulpeuse(1), tantôt elle ressemble
à la substance spongieuse du placenta, tantôt à
la substance corticale du cerveau; elle est so-
luble en grande partie dans l'eau tiède, et concrescible par les acides et par le feu. A peine
ses enveloppes sont-elles rompues, que cette matière dégénère en un fongus malin, rougeâtre,
parsemé çà et là de taches tantôt jaunes, tantôt
noires; fongus qui croît et s'étend rapidement,
sans être jamais arrêté dans ses progrès par l'ulcération. Parvenu à son plus haut degré de développement, il conserve sa première mollesse,
et saigne abondamment au moindre choc, au
moindre frottement; enfin, il se propage aux
parties voisines, et verse un fluide ichoreux
beaucoup plus fétide que l'ichor cancéreux, et
plus analogue à celui qui résulte de la putré-
faction des substances animales (2).

Telle est la description générale du fongus
hématode; mais lorsqu'il attaque les parties internes du globe de l'œil, il se manifeste d'autres
symptômes. La maladie s'annonce par l'affaiblis-

____

(1) C'est pour cela que le fongus hématode a été désigné
par quelques auteurs sous le nom de *cancer mou*, *cancer
médullaire*.

(2) Il est des auteurs qui pensent que le fongus hématode n'est qu'une modification du cancer. Cela peut être;
mais toujours est-il vrai qu'il y a une grande différence entre
les caractères pathologiques de ces deux maladies.

sement de la vue et par une grande aversion pour la lumière; peu-à-peu la cécité devient complète, la pupille se dilate, l'iris perd la faculté de se contracter, et le fond de l'œil paraît d'une couleur gris de fer. A ces prodromes succède l'engorgement des vaisseaux de la conjonctive, avec une douleur profonde et continue dans l'œil. Dans la suite, il paraît au fond de cet organe une tache jaunâtre ou verdâtre, irrégulière, semblable à un petit amas de lymphe concrescible : cette tache est prise pour un obscurcissement partiel du corps vitré par ceux qui n'ont pas des connaissances exactes sur la maladie dont nous parlons. La substance morbide (1), traversée par des vaisseaux sanguins fournis par l'artère centrale de la rétine, croît, s'élargit, comprime et force nécessairement les dimensions naturelles du globe de l'œil. A ces symptômes se joint quelquefois l'hydrophthalmie, comme dans le cas dont nous avons raconté l'histoire en traitant de cette dernière maladie (2).

Peu-à-peu la maladie s'avance vers l'iris, et finit par occuper la chambre postérieure de l'humeur aqueuse. Alors non-seulement le fond, mais le globe de l'œil tout entier s'élargit, se

---

(1) Planche I, fig. 2. *a. d. d.*
(2) Planche V.

déforme, et les douleurs dont il est le siége, ainsi que celles de la tête, du front et de la nuque, deviennent plus vives qu'auparavant, sur-tout la nuit. Dans la suite, le fongus hématode pénétre dans la chambre antérieure, dont l'humeur aqueuse est déja troublée par un liquide jaunâtre (1). Parvenu à cette période, il comprime la cornée, l'amincit, détermine son ulcération et celle de la sclérotique, et se fait jour au-dehors à travers les points ulcérés, sous forme d'une substance lobulaire, qui s'accroît promptement en tous les sens, dépasse les paupières et tombe sur la joue en versant un liquide ichoreux, fétide et corrosif. Lorsque le fongus fait saillie à travers la sclérotique, près de la cornée, il se trouve couvert par la conjonctive qui le comprime fortement. Les douleurs sont alors intolérables. La portion de fongus qui est hors de l'œil prend une couleur rougeâtre, mélangée de taches jaunes et noires. Arrivé à son plus grand développement, il conserve toujours sa mollesse primitive, et saigne abondamment au plus léger contact ; dans cet état, il ne manque jamais de se manifester les signes d'une funeste absorption, dont les produits se jettent sur les parties voisines et éloignées, et particulièrement sur les

____

(1) Pl. I, fig. 3. *d. c.*

glandes lymphatiques du pourtour de l'orbite,
dans le voisinage des parotides, derrière l'angle
de la mâchoire inférieure, et au cou.

Quel que soit le degré de développement de
la maladie, lorsqu'on pratique l'extirpation de
l'œil, si l'on examine, après l'opération, l'état
des parties extirpées, on trouve toujours que le
siége primitif du fongus hématode est dans la
rétine, et plus particulièrement dans le point
qui correspond à l'entrée du nerf optique (1).
En effet, à l'apparition de la tache jaune ou
verte dont nous avons parlé, la rétine a déja
disparu, ou plutôt elle a subi la dégénérescence
qui constitue le fongus hématode ; mais, tant
que cette affection est commençante, la membrane choroïde ne paraît éprouver aucune altération remarquable dans sa texture (2). Ce n'est
que dans une période avancée que cette membrane se tuméfie et se détache de la sclérotique;
cette dernière est de toutes les membranes de
l'œil celle qui se conserve le mieux dans son
état naturel. A mesure que le fongus hématode
fait des progrès, les humeurs de l'œil disparaissent et sont remplacées par cette espèce
de corps étranger; en sorte que si l'on fait une
incision à la cornée, il n'en sort qu'une ma-

(1) Pl. I, fig. 2. *a. d. d.*
(2) Pl. I , fig. 2. *c. c.*

tière pulpeuse, teinte de sang (1). La portion du
nerf optique, qui tient à l'œil extirpé, est toujours plus ou moins altérée; mais cette altération varie : tantôt le nerf est plus gros, plus dur
que dans l'état naturel, et de couleur cendrée;
tantôt il est désorganisé, mou, noirâtre, et con-
fondu avec les parties environnantes.

Une triste expérience a prouvé que l'extirpation de l'œil et de ses dépendances, même au
début de la maladie, est toujours malheureuse :
je veux dire qu'elle accélère plutôt qu'elle ne
retarde la perte du malade. Effectivement, quelques mois après l'opération, la maladie se re-
produit accompagnée du dépérissement des forces, de mouvements convulsifs, de fièvre lente,
de la perte des sens, et finalement de la mort.
A l'examen des cadavres, qui appartiennent pour
la plupart à des enfants, ainsi que je l'ai dit,
on trouve que l'altération de la rétine et du nerf
optique s'étend plus ou moins vers la base du
cerveau : quelquefois elle va jusqu'à l'union des
nerfs optiques (2), et d'autres fois jusqu'à la
couche de ces mêmes nerfs; dans quelques cas,

____

(1) Pl. I, fig. 3. *d. c.*

(2) Lorsque le nerf optique était de couleur noirâtre, et
que son altération se prolongeait au-delà de son union avec
celui du côté opposé, on voyait distinctement que ces nerfs
ne s'entrecroisaient pas.

cette couche a paru convertie en une masse informe, remplie de sang et d'une matière ichoreuse. Les méninges elles-mêmes présentent, aux environs du siége de la maladie, des taches rouges et des tubercules pleins d'un liquide sanieux et visqueux. On conserve, dans le cabinet d'anatomie pathologique de cette université, la tête d'un enfant qui mourut à l'âge de quatre ans, victime de cette cruelle maladie; le nerf optique, depuis son entrée dans l'orbite jusqu'à son passage sur la *selle turcique*, est converti en une tumeur de la forme et du volume d'une olive, dont la substance, désorganisée dans son intérieur, a toutes les apparences du fongus hématode : cette tumeur remplit la fosse orbitaire, et dépasse même les paupières.

Néanmoins, je ne m'engage pas à prouver que le systême nerveux soit le siége principal de la maladie dont il s'agit, puisqu'il n'est pas encore démontré que les nerfs des autres parties du corps où se forme le fongus hématode, présentent la même altération. Je dirai seulement que l'observation a signalé, comme un fait constant, que, dans le fongus hématode de l'œil, le nerf optique et la rétine sont les parties de cet organe qui sont les premières affectées.

Pour achever de peindre le fongus hématode, j'ajouterai que l'extirpation est aussi infructueuse dans la première que dans la dernière période de cette maladie. Il n'existe pas, dans les annales de l'art, un seul fait qui prouve incontestablement que cette opération a été suivie de succès.

Wardrop (1) dit avoir pratiqué l'extirpation de l'œil sur un enfant : on voyait au fond de cet organe une tache jaunâtre : mais il n'avait subi aucune espèce d'altération dans sa forme ni dans son volume, dans l'espace de sept mois; et cependant l'opération ne réussit pas : preuve incontestable que le fongus hématode est au-dessus des ressources de l'art, même à son début. Cela dépend sans doute de la lésion du nerf optique et de ses enveloppes ; lésion qui s'étend bien au-delà du fond de l'orbite, et peut-être même jusqu'à la base du cerveau ; en sorte que l'opération, loin d'atteindre les racines du mal, ne fait que l'irriter. En effet, lorsque le fongus hématode a son siége dans un membre, dans l'avant-bras par exemple, bien que la tumeur soit récente et peu volumineuse, l'expérience a démontré combien il est difficile de préciser ses limites et l'étendue de ses racines. Dans cette incertitude, il est arrivé plusieurs fois qu'on a tenté vainement l'extirpation ; et quoique l'opérateur eût porté l'instrument à une grande distance de la tumeur, il s'est vu forcé

----

(1) **Observ. II.**

de recourir à l'amputation du bras, comme le seul moyen de sauver les jours du malade : or, c'est une ressource qu'on n'a pas, lorsque le fongus hématode occupe le fond de l'œil. L'anatomie pathologique qui a tant contribué, sur-tout dans ces derniers temps, aux progrès de la chirurgie, n'a servi jusqu'ici qu'à faire sentir l'insuffisance des moyens proposés pour arrêter les progrès de cette cruelle affection. Sous quelque point de vue qu'on envisage le cancer de l'œil, quelque funeste que soit sa terminaison, on est forcé de convenir qu'il est moins redoutable que le fongus hématode : il y a deux raisons de cette différence : premièrement, le cancer attaque d'abord les parties externes de l'œil, ce qui permet à l'observateur de saisir facilement tous les phénomènes qui signalent son invasion : secondement, il débute assez souvent par une affection bénigne; cette affection change de nature avec le temps, ou, après un mauvais traitement, dégénère en un squirre, et finalement en cancer rongeant. Or, dans l'intervalle qui sépare ces deux époques, les secours de l'art sont assez efficaces pour prévenir la dégénérescence de la tumeur. Ce n'est, à mon avis, qu'en distinguant ces deux époques ou ces deux périodes, qu'on peut apprécier à leur juste valeur les guérisons de ce qu'on nomme le cancer de l'œil, par l'extirpation de cet organe et des parties environnantes. En effet, si l'on considère attentivement les circonstances antérieures et les signes diagnostiques, on trouve que la maladie qu'on avait crue cancéreuse provenait évidemment de toute autre cause que d'un squirre. Telles sont ces excroissances de la conjonctive et de l'hémisphère antérieur du globe de l'œil, suites d'un staphylôme long-temps exposé à l'irritation et à l'ulcération : telles sont encore celles qui s'élèvent sur la même membrane, depuis long-temps affaiblie par le séjour du sang et des autres humeurs; celles qui succèdent à des ulcérations de la cornée, négligées ou traitées par la ligature ou par les caustiques; celles qui proviennent d'une ophthalmie violente non contagieuse, traitée dans la première période par des topiques stimulants ; celles qui se manifestent à la suite d'une suppuration interne de l'œil avec atrophie de cet organe et rupture de la cornée; celles enfin qui se manifestent à la suite d'une contusion ou d'une brûlure. Certes il n'est pas étonnant que toutes ces excroissances, qu'on ne saurait accuser d'être cancéreuses dans l'origine, conservent le même caractère jusqu'à l'époque de l'opération, et que celle-ci soit couronnée de succès.

Mais on ne peut nier que ces mêmes excroissances, bien que d'un caractère bénin dans le principe, ne deviennent cancéreuses à la longue, lorsqu'elles sont abandonnées à elles-mêmes ou mal traitées; ce serait aller contre les témoignages les plus irrécusables de l'expérience. Malheureusement la chirurgie ne connaît pas encore un ensemble de signes pathognomoniques (excepté peut-être un seul dont je parlerai bientôt), à la faveur desquels on puisse déterminer d'une manière précise l'époque à laquelle une tumeur abandonne son caractère primitif pour dégénérer en cancer. L'exaltation de la sensibilité, les élancements, les progrès du développement, la couleur, les matières ichoreuses, tout cela ne suffit pas pour établir notre jugement sur l'essence cancéreuse d'une maladie. Le seul signe qui, s'il n'est pathognomonique, mérite plus de confiance que les autres, du moins si j'en juge par un grand nombre d'observations, c'est la dureté presque cartilagineuse du cancer; ce phénomène précède toujours la formation de cette maladie, et ne se rencontre pas dans les tumeurs d'une autre nature. J'ai été conduit à faire cette observation, en examinant attentivement ce qui se passe dans les excroissances dont il s'agit et dans d'autres analogues, notamment dans celles qui se développent sur les membranes muqueuses, et en observant l'état des plaies qui deviennent malignes de bénignes qu'elles étaient. Il n'est pas de médecin qui ne sache que, tant que le po-

lype du nez ou de la gorge est mou, flexible,
décoloré, il est peu dangereux par sa nature;
mais si par l'influence d'une mauvaise constitution, ou d'un mauvais traitement, ce corps
durcit et prend une couleur rouge foncée, si
le malade y sent des élancements, si l'on ne
peut y toucher sans le faire saigner, qui pourrait douter que ce polype ne soit sur le point
de devenir cancéreux? Il faut en dire autant
du polype maxillaire. Alors si l'on saisit la
tumeur avec des pinces pour l'extirper, elle se
rompt au lieu de céder, et présente, dans l'endroit de la rupture, une substance fibreuse,
assez semblable à celle qui constitue les glandes
squirreuses. Les porreaux durs et cancéreux du
pénis sont dans le principe des tubercules mous
et fongueux. L'encanthis passe également à
l'état cancéreux, s'il devient dur et presque
cartilagineux, de mou qu'il était auparavant. Il
en est de même du ptérygion et de l'épulie (1).
Et cette dureté a la même valeur pour le diagnostic, qu'elle soit primitive ou consécutive
à l'apparition de l'excroissance. La texture de
la caroncule lacrymale et de la conjonctive ne

______

(1) Tubercule plus ou moins volumineux, qui naît et se
développe sur les gencives, ou qui s'élève du fond des al-
véoles.   (*Note des traducteurs.*)

diffère pas essentiellement de celle de la membrane qui tapisse l'intérieur du nez, la gorge, et le sinus maxillaire; il n'est donc pas invraisemblable qu'il naisse sur les membranes internes de l'œil à la suite de la suppuration et de la rupture de la cornée, des fongosités ulcéreuses, comme il en naît sur d'autres membranes de même nature. Ce serait aller contre la loi générale qui préside à la formation du cancer, de soutenir que le fongus de l'hémisphère antérieur du globe de l'œil est le seul qui puisse devenir cancéreux sans passer par l'état d'induration. L'expérience a prouvé d'ailleurs que le caractère spécifique. de toute tumeur cancéreuse, dans quelque partie du corps qu'elle soit située, est d'être dure au toucher, *incompressible* comme le squirre qui l'a précédée (1).

Je vais rapporter quelques observations qui répandront quelque lumière sur ce sujet; elles serviront en même temps de règle pour déterminer jusqu'à quel point on peut avoir confiance dans l'extirpation de l'œil.

Pierre Compari, de Borgarello, âgé de quarante-huit ans, d'une mauvaise constitution,

____

(1) Les ulcères calleux n'ont que les bords de dur; ceux qui sont cancéreux sont durs dans toute l'étendue de leu surface.

sujet à des fièvres intermittentes, et à un rhumatisme chronique, fut pris subitement d'une douleur dans l'œil gauche, qu'il attribuait à l'impression d'un corps étranger; mais rien ne justifiait cette conjecture. Il ne tarda pas à se manifester une violente ophthalmie avec un obscurcissement général de la cornée. Peu de temps après, il s'éleva sur cette membrane une excroissance du volume de la moitié d'une fève et circonscrite par des vaisseaux sanguins distendus; dans l'espace de quinze jours, cette excroissance s'accrut jusqu'à dépasser les bords des paupières. Tel était l'état de ce malade lorsqu'il entra à l'hôpital. On fit la ligature de la tumeur; puis on appliqua des caustiques et la pommade de Janin. Compari sortit, se croyant parfaitement guéri; mais quelque temps après, la tumeur reparut, devint plus grosse qu'auparavant, à base large, mais elle resta molle et flexible dans tous ses points. Elle était traversée par des élancements douloureux qui se propageaient à la tête, et le malade n'avait plus de repos ni jour ni nuit, malgré l'usage de l'opium et des cataplasmes anodins. Pour prévenir le retour de cette maladie, je crus qu'il était nécessaire de pratiquer la rescision de l'hémisphère antérieur du globe de l'œil. L'opération fut exécutée par le professeur Jacopi avec un bistouri semblable à celui de Wenzell, mais un peu plus long; la sclérotique fut traversée de part en part, à trois lignes de la circonférence de la cornée; l'opérateur emporta la moitié inférieure du globe de l'œil avec cet instrument, et la moitié supérieure avec des ciseaux courbes. Il sortit avec le cristallin une petite partie du corps vitré; l'écoulement du reste fut prévenu, en ordonnant au malade de fermer les paupières. Pendant les premières vingt-quatre heures, les douleurs furent vives et la fièvre considérable : le cinquième jour, les symptômes généraux et locaux se calmèrent, et dès-lors il commença à s'écouler de l'intérieur de l'orbite une sérosité sanguinolente et purulente.

Six jours après l'époque dont nous parlons, le bulbe de l'œil paraissait flétri, réduit; les bords de la section étaient rétrécis et granuleux. Dès ce moment la plaie marcha régulièrement à sa cicatrisation : elle s'accomplit en vingt jours. Il y a quatre ans que ce malade est guéri, et il ne s'est jamais manifesté le plus petit indice de récidive.

Jeanne Grandini, paysanne, âgée de quatorze ans, d'une constitution délicate et mal conformée, avait le visage couvert de cicatrices, suites de la petite vérole. Cette fille fut atteinte, dans le cours de sa sixième année, d'une ophthalmie grave de l'œil gauche, à laquelle succéda l'opacité

complète de la cornée, et finalement un staphylôme. Huit ans après la formation de ce
dernier, il se manifesta du même côté une inflammation encore plus intense que la première.
Tout l'hémisphère antérieur du globe de l'œil
se convertit en une espèce de fongus rougeâtre,
douloureux, d'un aspect cancéreux, excepté
qu'il était mou dans toute son étendue. La malade fut reçue à l'hôpital le 26 novembre 1814;
et, trois jours après, le professeur Morigi lui fit
l'extirpation de l'œil. Le premier jour, céphalalgie violente, vomissements fréquents, fièvre :
on calma d'abord ces symptômes par l'usage
interne de l'opium et l'application des cataplasmes émollients et anodins; le lendemain, on
fit une saignée. Le cinquième jour, la suppuration s'établit, et la fièvre cessa; le huitième,
le pus était abondant et de bonne nature. L'intérieur de l'orbite fut lavé à plusieurs reprises
avec une décoction de roses et de miel rosat.
Dès-lors la tuméfaction des paupières commença
à s'affaisser, et le fond de l'orbite se couvrit de
granulations. On facilita la réunion de la division
pratiquée à la commissure externe des paupière, par l'application d'une bandelette agglu-
tinative. Un plumasseau chargé d'un liniment
composé de deux drachmes d'onguent rosat et
de quinze grains de sel de saturne (acétate de

plomb), introduit entre les bords des paupières, suffit pour compléter la guérison qui se fit attendre un peu plus de deux mois. Depuis un an et demi, cette fille jouit de la plus parfaite santé. L'examen de l'organe extirpé montra que le fongus avait son siége dans la conjonctive, la cornée, et la partie antérieure de la sclérotique. Le fond de l'œil, sain à tous égards, quant à ses membranes, ne contenait qu'une humeur limpide au lieu du corps vitré.

Fabrice de Hilden (1) raconte l'histoire d'un homme de qualité, adonné à la débauche, et tourmenté d'un rhumatisme chronique, qui, l'an 1580, fut pris d'une violente ophthalmie de l'œil droit, accompagnée de douleurs très-vives à la tête, de vomissements, de lipothymies et d'une fièvre intense. L'inflammation résista, pendant six semaines, aux remèdes les plus efficaces. La suppuration s'établit dans l'intérieur de l'œil, et la cornée se rompit ; ce qui mit fin aux douleurs. Pendant quinze ans consécutifs, le sujet de cette observation éprouva chaque année une légère ophthalmie du même côté. En 1593, il voulut reprendre sa manière de vivre ; mais il le paya d'une ophthalmie des plus violentes, qui s'accrut encore par l'application intem-

____

(1) *Opera omnia*, centur. 1, observ. 1.

pestive de topiques irritants, pendant la période aiguë de l'inflammation. Dans l'espace de six mois, à compter de la dernière ophthalmie, la conjonctive et le globe de l'œil diminué de volume et retiré au fond de l'orbite, se convertirent en un fongus d'un rouge-foncé qui grossit jusqu'à faire saillie hors des paupières. L'extirpation était évidemment l'unique remède d'un si grand désordre. Le fongus contenait une concrétion de la grosseur d'une demi-fève ; cependant il ne s'étendait pas jusqu'à la partie postérieure du globe de l'œil ; et le succès de l'opération montra, contre toutes les apparences, qu'il n'était pas véritablement cancéreux.

Fischer (1) rapporte l'observation suivante : Un paysan, âgé de trente-six ans, d'un tempérament bilieux et mélancolique, se nourrissait habituellement d'aliments grossiers, et faisait usage de liqueurs fermentées. Il avait eu, dans sa jeunesse, la gale sèche et de fréquents érysipèles. Enfin il fut affecté d'une ophthalmie à laquelle succéda l'opacité de la cornée, la rupture de cette membrane, et finalement la dégénérescence de l'hémisphère antérieur du globe de l'œil en une excroissance rouge, molle, assez

____

(1) *Dissert. sistens tumorem oculi sinistri scirrhosum malignum feliciter extirpatum. Erfordiæ, an.* 1720.

semblable à un choufleur, proéminant hors des paupières. L'extirpation de l'organe malade fut tentée comme le seul moyen de guérison, et le succès justifia complètement cette entreprise. L'œil extirpé présentait, comme on peut le voir dans la planche annexée à cette histoire, une grosse fongosité partagée en plusieurs lobes; mais sa partie postérieure, les muscles et le nerf optique étaient parfaitement sains, ce qu'il est encore aisé de vérifier dans la même planche.

Kaltschmied (1) parle d'un homme de cinquante ans, affecté d'une grave ophthalmie du côté gauche, pour laquelle il eut le malheur de s'adresser à un charlatan. Celui-ci le traita par des stimulants: la maladie s'aggrava, et se compliqua de douleurs très-vives dans l'œil et dans la tête. Le premier de ces organes acquit le double de son volume ordinaire, et la cornée se rompit dans plusieurs points; on vit paraître à travers ces crevasses une excroissance molle, qui parvint en peu de temps à la grosseur d'une noisette. Les douleurs et la frénésie persistaient; néanmoins l'extirpation de l'œil eut le plus heureux succès : or, il est évident, par la figure qui représente cette maladie, que l'hémisphère pos-

____

(1) Haller, *Disput. chirurg.*

térieur du globe oculaire, les muscles qui le font mouvoir et le nerf optique étaient dans l'état naturel.

Flajani (1) nous apprend qu'un jeune homme de dix-sept ans, serrurier, en travaillant un morceau de fer incandescent, reçut dans l'œil une paillette de ce métal. Il en résulta une inflammation violente, et finalement la perte totale de la vue. En quarante-six jours, le bulbe de l'œil dégénéra en une excroissance ulcéreuse, inégale, de la grosseur d'une petite orange, mais elle n'était pas dure. La gravité des symptômes fit regarder l'extirpation de l'organe affecté comme l'unique moyen de salut. Le jour de l'opération fut pour le malade un jour de douleur; le soir, il éprouva des frissons qui n'étaient que les préludes de la fièvre. Pour calmer la céphalalgie, on fit faire une saignée, et l'on prescrivit un grain d'opium. Le malade passa une partie de la nuit dans le délire, et le matin il survint une abondante sueur avec diminution notable de la fièvre. Le cinquième jour, l'appareil fut renouvelé; la suppuration était déja établie; toute la fosse orbitaire était pleine de pus. Dès ce moment la fièvre commença à diminuer, et cessa complètement le vingt-quatrième jour; la suppuration diminua

----

(1) Collection d'observations, tom. IV, obs. 37.

progressivement, et la guérison s'accomplit dans l'espace de deux mois (1).

L'auteur a négligé de décrire l'état des parties affectées ; cependant, d'après l'analogie de ce cas avec ceux qui viennent d'être exposés, et l'ensemble des circonstances qui l'ont accompagné, il me paraît très-probable, non-seulement que la maladie n'était pas cancéreuse, mais encore que ses racines ne s'étendaient pas au-delà de l'hémisphère antérieur du globe de l'œil. Cette opinion est d'autant plus vraisemblable, que l'auteur lui-même, en rapportant l'histoire d'un cas fort analogue en apparence au précédent, ajoute que l'opération ne réussit pas, parce que la dégénérescence morbide qui avait envahi le globe de l'œil tout entier, était couverte de *verrues ulcérées, dures au toucher*, et parce qu'il s'écoulait du fond de l'orbite une grande quantité de sanie noirâtre. En effet, à l'examen du cadavre, on trouva l'os zigomatique carié, et les os qui concourent à la formation de la fosse orbitaire, presque noirs.

Il me paraît suffisamment prouvé que le succès de l'extirpation de l'œil a tenu dans ces cas à deux causes : premièrement, lorsque l'opération fut pratiquée, la dégénérescence n'avait pas en-

---

(1) Ajoutez à ces observations celle qui se trouve à la fin du chapitre VI.

core acquis ce degré de dureté squirreuse qui précède le développement du cancer. En second lieu , les racines du mal ne s'étendaient pas jusqu'au fond du globe de l'œil, encore moins jusqu'aux parties ambiantes; de sorte que l'incision dut nécessairement tomber sur des parties saines.

Il est incontestable que ces excroissances, comme au reste celles qui se développent dans les autres parties du corps, dépendent d'une mauvaise disposition des malades , disposition renforcée par la présence d'une diathèse particulière, comme les scrophules, la syphilis, les dartres, et sur-tout le rhumatisme. En effet, on voit des individus vivant sous l'influence des mêmes circonstances , affectés d'une ophthalmie également grave , de la suppuration intérieure du globe de l'œil, et de l'engorgement de la caroncule lacrymale et de la conjonctive : ils sont tous soumis à l'action des topiques irritants dans la période aiguë, et cependant ce n'est que chez le plus petit nombre qu'il se développe des excroissances réellement cancéreuses , quoiqu'on ne puisse, à la rigueur, regarder les autres comme simples et bénignes. Mais ils sont dans l'erreur ceux qui les croient cancéreuses d'après leur aspect, la rapidité de leur marche, et les douleurs dont elles sont le siége. Cependant il faut excepter les cas où l'excroissance du globe de l'œil tire son origine d'un fongus cancéreux de la peau des paupières : car alors il ne peut y avoir aucun doute sur la nature de la maladie consécutive. Mais toutes les fois que la tumeur provient des causes indiquées, et qu'elle conserve sa mollesse primitive, elle n'est peut-être jamais cancéreuse, du moins selon moi. Dans l'exemple que nous avons rapporté, Fischer laisse entrevoir l'embarras où il se trouva pour déterminer le caractère de la maladie qu'il avait à traiter : l'excroissance, dit-il, n'était pas, à proprement parler, un squirre, mais elle était *squirreuse* (1), et à ce dernier titre elle pouvait bien être considérée comme *maligne*, mais non pas comme *cancéreuse*. Il a d'autant mieux senti la difficulté de prononcer définitivement sur la nature cancéreuse d'une dégénérescence molle, semblable à la substance corticale du cerveau, qu'il savait que ce caractère est en oppo-

______

(1) *Loc. cit.*, pag. 10. *Ecquid impedit quominus illum tumorem scirrhosum, non vero scirrhum absolute appellamus, quippe propullulavit non ex parte glandulosa, sed membranacea.*

Nec cum casu Hyldani comparari potest ; quandoquidem neque livor et color plumbeus in parte affecta, nec dolor acutus punctorius circa noctem ingravescens fuit observatus, sed tumor ille substantiam cerebri ex capite prolapsi æmulabatur.

sition directe avec ceux du squirre et du cancer (1).

Il résulte, ce me semble, de ces considérations, que le diagnostic le moins incertain du cancer est celui qui se fonde sur les symptômes suivants: premièrement, mollesse ou dureté générale de la tumeur, absence ou présence des verrues ulcéreuses qui rendent sa surface inégale ; secondement, durée de la maladie, tempérament du malade, vice de sa constitution, nature des élancements qui se propagent par intervalles au sourcil, à la nuque, et qui redoublent d'intensité pendant la nuit; matières ichoreuses d'une odeur nauséabonde et propre au cancer, ulcérations qui se ferment et se renouvèlent tour-à-tour; enfin, irritation permanente des paupières et de la peau de la joue correspondante au siége de l'excroissance.

Aussi il me semble qu'un chirurgien ne devrait être jamais indécis sur la nécessité ou sur l'inu-

____

(1) S'il n'avait égard qu'à la dureté de la tumeur pour en constater la malignité, un chirurgien inattentif pourrait méconnaître le danger d'un *fongus hématode*, puisque cette affection est toujours molle, même dans son plus grand développement. Il évitera cette erreur, en examinant soigneusement si l'excroissance provient de l'hémisphère antérieur du globe de l'œil, ou de la cavité intérieure de cet organe, et en se rappelant tous les signes antérieurs, et caractéristiques du fongus hématode.

tilité de pratiquer l'extirpation totale ou partielle du globe de l'œil, ni sur le choix des moyens propres à combattre la diathèse dominante, scrophuleuse, vénérienne ou autre. C'est ici le cas de répéter qu'il est de la plus grande importance de saisir le moment favorable à l'opération, puisque le fongus de l'hémisphère antérieur du globe de l'œil, non cancéreux à son début, peut le devenir avec le temps, et quelquefois dans l'espace de six mois seulement. Alors il passe de *l'état mou à l'état dur, squirreux*, et se couvre de *verrues dures;* enfin il dégénère en *carcinome,* se propage aux glandes lymphatiques de la mâchoire inférieure et du cou, et carie, dans un si court espace de temps, jusqu'aux os de l'orbite.

Je n'agiterai pas la question difficile de savoir si le cancer est une affection purement locale, ou le produit d'une diathèse générale. Cependant je n'hésite pas à affirmer que toutes les fois qu'il y a absorption du pus fourni par l'ulcère, l'infection se répand dans toute l'économie, et se place bientôt au-dessus des ressources de l'art, Toutefois il est une époque où, malgré les apparences, cette redoutable affection est susceptible d'être guérie radicalement à l'aide de l'opération. J'ai dit plus haut les signes auxquels on reconnaît cette époque opportune, que l'expérience et l'observation m'ont appris à connaître.

En réduisant tout ce que nous avons dit jusqu'ici à quelques préceptes généraux, nous établirons les corollaires suivants :

1° Le fongus hématode de l'intérieur de l'œil est une affection parfaitement distincte du cancer qui attaque les parties externes de cet organe, qu'on regarde ou non le premier comme une modification de la seconde.

2° Le fongus hématode de l'œil est plus commun chez les enfants au-dessous de douze ans que parmi les adultes.

3° L'extirpation totale de l'organe affecté, bien que pratiquée dès l'apparition du fongus, n'est d'aucune utilité, ou plutôt elle accélère la perte du malade.

4° L'excroissance fongueuse, communément désignée sous le nom de *carcinome*, a son siége dans la conjonctive, ou dans l'hémisphère antérieur du globe de l'œil.

5° Tant que cette excroissance est *tendre, molle au toucher, pulpeuse*, elle n'est jamais cancéreuse; elle n'acquiert ce caractère qu'après avoir été *dure, consistante, verruqueuse* et *squirreuse* à tous égards.

6° Elle est incurable lorsqu'elle est ancienne, dure au toucher dans tous ses points, et couverte de verrues ulcérées; lorsqu'elle embrasse le globe de l'œil tout entier, le nerf optique et les parties environnantes; lorsque les os sont cariés, et les glandes lymphatiques du cou infectées.

7° Au contraire, l'extirpation totale ou partielle du globe de l'œil est suivie de succès toutes les fois qu'elle est pratiquée avant que la tumeur ait passé de l'état mou à la dureté du squirre.

On peut appliquer à l'extirpation de l'œil tout ce qu'on a dit récemment du trépan, c'est-à-dire que son issue, le plus souvent funeste, dépend bien moins de l'opération elle-même que de la gravité de la maladie qui la réclame, et du moment de son exécution. En effet, si l'on considère que le prétendu cancer de l'œil chez les enfants n'est autre chose que le fongus hématode dont l'extirpation est toujours impuissante; si l'on pense que, chez les adultes, cette opération n'est pratiquée le plus souvent que lorsque la fongosité a passé de l'état squirreux à celui de cancer ulcéré; lorsque toutes les parties situées dans l'orbite et hors de cette cavité sont infectées; si l'on réfléchit à tout cela, on comprendra pourquoi cette opération a été jusqu'ici presque toujours inutile ou dangereuse. Mais aujourd'hui que nous connaissons, si je ne me trompe, les conditions favorables à son exécution, il y a tout lieu de croire que ses succès seront plus fréquents, et qu'elle prendra place parmi les opérations les plus importantes et les plus utiles de la grande chirurgie.

Pour assurer la réussite de cette opération, et pour la rendre aussi peu douloureuse que possible, il faut l'exécuter selon toutes les règles de l'art. L'opérateur repassera dans sa mémoire toutes les parties qui unissent antérieurement le globe de l'œil aux paupières, et postérieu-rement au sommet de l'orbite, afin qu'il puisse diriger son instrument avec tant de précision, qu'il divise toutes ces parties exactement et promptement. Parmi ces parties se trouvent, d'une part, la conjonctive, le muscle élévateur de la paupière supérieure, le nerf sourcilier et nasal, les artères et les veines du même nom, le tendon du muscle grand oblique et le muscle petit oblique; et, d'autre part, l'origine des muscles droits, de l'élévateur de la paupière supérieure et du grand oblique, le nerf optique, le tronc de l'artère ophthalmique, et tout ce qui entre dans l'orbite par la scissure sphénoïdale, c'est-à-dire le filet ophthalmique de la cinquième paire, la troisième, la quatrième et la sixième, et le confluent principal des veines ophthalmiques.

Le malade étant couché, la tête un peu élevée, un aide relève la paupière supérieure, tandis que le chirurgien, avec l'indicateur et le médius d'une main, abaisse la tumeur et avec elle le globe de l'œil et la paupière inférieure. Il prend de l'autre main un bistouri convexe, avec lequel il divise d'abord la commissure externe des paupières dans l'étendue de cinq ou six lignes, si le volume de la tumeur l'exige; puis il incise la conjonctive dans l'angle externe, dirige l'instrument vers la caroncule lacrymale, et coupe, en rasant le plan supérieur de l'orbite, le muscle élévateur de la paupière supérieure, le tendon du grand oblique et le nerf sourcilier. S'il n'a pas le soin de racler, pour ainsi dire, la voûte orbitaire avec le bistouri, le muscle élévateur de la paupière supérieure peut échapper au tranchant de l'instrument; au reste, c'est ce qu'il est aisé de vérifier en passant l'extrémité du doigt sur l'arcade orbitaire; si ce muscle s'est soustrait à la première incision, on le divise facilement ainsi que le nerf sourcilier, en tournant le tranchant du bistouri de bas en haut, contre le plan supérieur de l'orbite. Puis, après avoir soulevé la tumeur et le globe de l'œil, et après avoir abaissé la paupière inférieure, on continue l'incision le long du bord inférieur de l'orbite, en allant de l'angle externe vers l'interne: de cette manière le bistouri glisse entre le bord inférieur de l'orbite et le muscle petit oblique, tandis qu'en allant de l'angle interne vers l'externe, il passerait entre le globe de l'œil et ce même muscle.

Isolé des parties environnantes, et du rameau nasal du nerf ophthalmique, le globe de l'œil tombe sur le côté externe de l'orbite, et laisse à l'opérateur la facilité de porter le doigt indicateur au fond de cette cavité. A la faveur de ce doigt, il introduit facilement des ciseaux courbes avec lesquels il va couper d'un seul coup les muscles de l'œil à leur insertion, ainsi que le nerf optique. Cela fait, il tourne doucement le doigt autour du fond de l'orbite, afin d'isoler de plus en plus le globe de l'œil des parties adjacentes, le tire un peu à lui avec le doigt plié en forme de crochet, et d'un second coup de ciseaux il coupe tout ce qui pénètre dans la fosse orbitaire par la fente sphéno-orbitaire.

Pour ne laisser aucun vestige de la maladie, l'opérateur introduit de nouveau le doigt le long de la face interne de l'orbite, où il reconnaît facilement le corps du muscle grand oblique qu'il enlève avec l'érigne et les ciseaux : il extirpe aussi la glande lacrymale. Cette partie de l'opération n'offre en général aucune difficulté, à cause de la division de la commissure externe des paupières. Après avoir vidé, nettoyé la fosse orbitaire des grumeaux de sang qu'elle contenait, on la remplit de boules de charpie mollette jusqu'à sa base : ces boules servent de point d'appui aux paupières , et celles-ci sont recouvertes d'un plumasseau enduit d'un onguent simple, d'une compresse et d'un bandage analogue au *monoculus*. Quant au traitement consécutif, dès que la suppuration commence, on se conduit comme nous l'avons dit dans les observations précédentes.

On est vraiment étonné , quand on considère avec quel art la nature développe dans l'intérieur de l'orbite une nouvelle substance pour en diminuer la cavité. Cette substance s'avance de tous les points de ses parois, va se réunir aux bords divisés de la conjonctive des deux paupières, et finit par former une espèce de cloison entre les paupières et le sommet de la fosse orbitaire. Lorsque cette cloison est peu distante des paupières, on peut placer un œil artificiel ; mais, dans le cas contráire, l'application de ce corps est difficile, quelquefois même elle est insupportable au malade, et ne répond pas à sa destination ; en effet, la paupière supérieure tombe, et l'œil artificiel appuie sur le fond de l'orbite ; il faut donc lui donner postérieurement une forme conique telle qu'il puisse être convenablement placé. Mais, dans l'un et l'autre cas, l'œil artificiel est immobile et presque entièrement caché par la paupière supérieure paralysée ; ce qui fait paraître le malade louche, et beaucoup plus difforme que lorsqu'il ferme entièrement les paupières, et qu'il les tient couvertes avec un ruban noir qui passe obliquement sur le front.

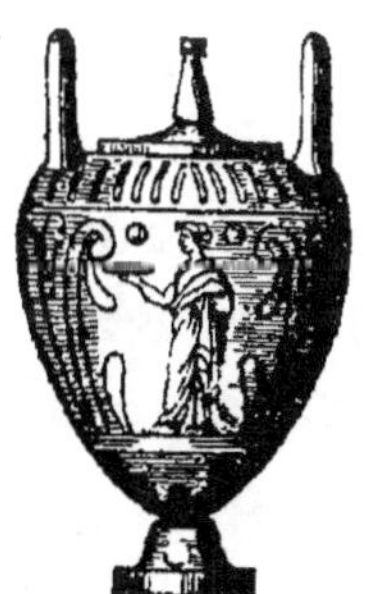

OBSERVATION

Sur une concrétion calculeuse, développée dans l'intérieur de l'œil.

Parmi le grand nombre d'yeux que j'ai disséqués, graces à la complaisance de M. Monteggia, célèbre chirurgien de Milan, j'en ai trouvé un presque entièrement transformé en une substance pierreuse (1).

Cet œil, pris du cadavre d'une vieille femme, était à-peu-près de moitié plus petit que l'œil sain. La cornée était obscurcie; l'iris présentait une forme assez singulière : elle était concave et sans ouverture dans son milieu. Le reste du bulbe était dur au toucher, depuis la cornée jusqu'au fond de l'œil.

La section me fit juger que la sclérotique (2) et la choroïde (3) étaient dans un état presque naturel : il sortit une petite quantité d'un fluide limpide de la chambre antérieure de l'humeur aqueuse. Je trouvai sous la choroïde deux es-

---

(1) Pl. II, fig. 8.
(2) *Ibid. a. a.*
(3) *Ibid. b.*

pèces de *soucoupes* dures, pierreuses, unies ensemble par une substance membraneuse compacte : l'une était antérieure et l'autre postérieure.
La première (1) occupait le fond de l'œil, et la
seconde (2) le siége naturel du corps ciliaire et
du cristallin.

J'incisai en travers la membrane compacte,
interposée entre les deux espèces de *soucoupes*.
Au lieu du corps vitré, je trouvai quelques
gouttes d'un liquide glutineux, sanguinolent,
et dans la direction de l'axe de cette cavité un
petit cylindre mou (3), étendu depuis le fond
de l'œil jusqu'au centre de la *soucoupe* antérieure, précisément dans le lieu qu'occupent le
cristallin et sa capsule, deux parties qui man-
quaient entièrement.

La face postérieure de l'iris avait contracté de
fortes adhérences avec une substance cartilagineuse située dans le centre de la *soucoupe* calculeuse antérieure ; en sorte que l'iris, vue du
côté de la cornée et de la chambre antérieure,
paraissait concave dans son milieu.

Le nerf optique réduit à l'épaisseur d'un fil
traversait la sclérotique, la choroïde (4), le

---

(1) Pl. II, fig. 8. *c. c.*

(2) *Ibid. d. d.*

(3) *Ibid. f.*

(4) *Ibid. c.*

centre de la *soucoupe* calculeuse postérieure, et se perdait dans le petit cylindre (1), qui, comme je l'ai dit, allait s'implanter dans une substance cartilagineuse, située dans le centre même de la *soucoupe* antérieure. La plus grande partie de ce corps cylindrique, sur-tout aux environs du corps ciliaire, n'était autre chose, selon toutes les apparences, que la membrane hyaloïde, atrophiée, racornie, et dégénérée en une substance compacte. J'ai fait plus haut la même observation, en parlant de la dissection d'un œil hydropique.

Haller a vu un fait semblable à celui que nous venons de rapporter, et nous en a donné la description : je crois devoir la transcrire ici précisément à cause de cette conformité.

In furis cadavere, dit-il (2), *quod anno* 1752 *dissecuimus, diritas quidem morbi non tanta, raritas autem etiam major fuit. Cum enim in eo homine nervos oculi sollicite pararemus, cæcum fuisse eo latere, atque cicatricem in cornea esse et duritatem in oculo ipso apparuit. Cum dissectione defuncti essemus, apparuit mira mali causa.. Choroideæ membranæ suberat, retinæ loco, lamina ossea, aut lapidea (nam fibras osseas nullas vidimus), cui ipsa choroidea ad-*

----

(1) Planche II, fig. 8. *f.*

(2) *Observ. pathol. oper. min.*, observ. 65.

hærebat, ut alias retinæ solet concentrica, hemi-sphærio cavo similis, nisi quod duplici lamina fieret, et in altero latere duobus quasi loculis excavaretur. Is quasi scyphus accurate rotundo foramine perforabatur, qua nervus opticus su-bit, ut eo magis induratam retinam esse ap-pareret.

Intra hanc osseam caveam nullum vitreum legitimum corpus, sed nervum, quasi album nempe cylindrum reperimus, qui per foramen ossei cya-thi transmissus metiens ejus diametrum, denique adhærebat osseo confuso corpori, quod potuisses pro corrupta lente crystallina habere. Ei cor-pori undique et iris, et processus ciliorum co-gnomines connascebantur, et cornea denique ad quam iris pariter conferbuerat. Nunc sive retinam, ut ego persuadeor, sive quidquam aliud esse velis, quod in os cavum et hemisphæricum mutatum sit, in oculo tamen tenerrima parte corporis humani indurationem perfectam natam esse apparet; nihil ergo in corpore nostro dari, quod indurari nequeat. Lapillos aliquos in lente crystallina repertos fuisse legi; ejusmodi autem morbus, ne-scio an visus fuit, qualem hæc opportunitas nobis obtulit.

Fabrice de Hilden (1), Lancisi, Heister (2).

---

(1) Centur. 1, observ. 1.

(2) *Vindiciæ de Cataracta*, p. 97.

Morgagni (1), Morand (2), Zinn (3), Pellier (4),
parlent expressément des concrétions calculeuses
de l'intérieur de l'œil.

---

(1) *De sed. et caus. morb. epistol. XIII*, 9; *epist. LII*, 30.
(2) Mém. de l'Académie royale des sciences, an 1730.
(3) Hamburg. Magaz. *de Retina ossificata*, 19. B.
(4) Recueil de mém. et obs. sur l'œil, obs. 139.

APPENDICE.

Vol. I, pag. 8, lig. 25.

Hamely et Flajani ont fait quelques objections contre la théorie que j'ai proposée sur l'origine, le développement et la formation de la fistule lacrymale. Premièrement, ils disent qu'ils ont vu cette maladie sans aucune altération des paupières ni des glandes de Meïbomius; en second lieu, que tout flux palpébral puriforme n'est pas suivi de fistule lacrymale; enfin qu'on guérit cette maladie avec l'opération seulement, c'est-à-dire sans combattre l'altération des paupières ni des glandes sébacées, lorsque ces parties sont altérées.

Mais en avançant que la fistule lacrymale commence par une altération des paupières, avant de se manifester dans les voies lacrymales, je ne prétends pas dire qu'il ne puisse exister quelques cas où les membranes du conduit nasal et du sac lacrymal sont épaissies, obstruées, ulcérées même, quoique les paupières soient parfaitement saines. Il n'est pas en médecine de règle si générale qu'elle ne souffre quelques exceptions.

Mais je soutiens que, dans le plus grand nombre des cas, le siége primitif de la maladie est dans les paupières, d'où elle se propage jusque dans les voies lacrymales proprement dites.

Dans une pratique de plus de trente ans, il ne s'est pas encore offert à mon observation un seul exemple de fistule lacrymale, qui n'ait été précédée, au moins de quelques mois, d'ophthalmies multipliées, légères ou graves, d'un engorgement chronique des bords des paupières et sur-tout de l'inférieure, et d'une rougeur plus ou moins intense de la portion de conjonctive étendue sur les bords libres des paupières : affections inséparables d'un larmoiement plus ou moins abondant et d'une augmentation de chassie. Le premier effet de ce désordre est le défaut d'équilibre entre l'abondance des larmes et les conduits qu'elles traversent avant d'arriver dans le nez ; aux larmes se mêle une matière muqueuse, tenace, puriforme, provenant manifestement d'un vice de sécrétion dans les glandes de Meïbomius, et dans la conjonctive palpébrale. C'est alors que le malade commence à trouver ses paupières collées, sur le matin. Or, très-sûrement la chassie, substance visqueuse, onctueuse, bien distincte du mucus, ne vient pas du sac lacrymal. En effet, la compression du sac ne fait éprouver aucune douleur ; il n'est point distendu ; enfin il ne renvoie sur l'œil aucune espèce de matière, excepté des larmes, parce que, le canal nasal étant encore assez libre, la plus grande quantité de cette humeur coule incessamment dans le nez avec la chassie qu'elle tient en quelque sorte en dissolution. Ensuite lorsque les larmes et la chassie acquièrent un certain degré d'acreté, comme c'est assez l'ordinaire, la fistule lacrymale est précédée d'une rougeur de la caroncule, et de l'excoriation de la commissure interne des paupières et des points lacrymaux. Néanmoins le sac lacrymal se conserve assez souvent dans son état naturel. Mais enfin il vient un temps où la sécrétion puriforme des glandes de Meïbomius devient plus dense et plus épaisse ; c'est alors que le sac lacrymal se distend peu-à-peu, et que le malade se plaint d'une sensation incommode dans l'angle interne de l'œil, qui l'invite à y porter ses doigts : alors, pour la première fois, la compression du sac fait refluer une matière jaunâtre, sébacée, semblable à la chassie dont l'œil est couvert, spécialement sur le matin. Jusqu'ici le sac lacrymal n'a présenté aucun signe d'inflammation, de suppuration ni d'ulcération, d'où l'on puisse faire dériver cette matière puriforme. La rapporter à la sécrétion de la membrane interne du sac, irritée par la qualité des larmes et de la chassie qui le traversent, c'est faire dépendre la fistule lacrymale de la qualité de ces humeurs, sans réfléchir que la membrane interne du réservoir lacrymal est impropre à sécréter une matière sébacée et onctueuse comme la chassie. Dans cet état de choses, il est digne de remarque que si l'on emploie à temps la pommade anti-ophthalmique de Janin, deux ou trois semaines après, la sécrétion puriforme diminue et se supprime, le gonflement de la marge des paupières s'affaisse, la conjonctive palpébrale pâlit, et la matière qui reflue sur l'œil par la compression du sac n'est plus qu'une sérosité trouble : preuve certaine que la sécrétion morbide des paupières avait donné lieu à cet amas de matières onctueuses, puriformes, mais bien différentes du véritable pus sécrété par la membrane interne du sac ulcéré. Lorsque le désordre de ces parties provient seulement de l'atonie de ce réservoir, ou de la compression de l'embouchure du canal nasal par la présence d'un polype dans la narine correspondante, l'humeur qui reflue sur l'œil ne se compose que de larmes.

A la vérité, il ne répugne pas de croire que la syphilis, le vice scrophuleux, la variole, les dartres puissent se porter sur la membrane muqueuse du nez, et se propager au canal nasal et au sac lacrymal ; mais telle n'est pas la marche ordinaire des choses. L'expérience a prouvé que les diathèses que nous venons d'énumérer, avant de déterminer la fistule lacrymale, attaquent la conjonctive oculaire et palpébrale, produisent de fréquentes ophthalmies, l'engorgement du bord libre des paupières, l'augmentation de la sécrétion des larmes et de la chassie : à ces accidents succède la distention du sac lacrymal, et finalement la fistule lacrymale.

Sans doute le flux palpébral puriforme n'est pas toujours suivi de la fistule lacrymale. Les exceptions peuvent dépendre de ce que la sécrétion de la chassie n'a pas été complètement négligée, ou de ce que, moins dense qu'à l'ordinaire, elle descend librement avec les larmes dans le nez à travers des canaux amples et bien ouverts. Car il est incontestable que la matière puriforme ne s'arrête dans ces canaux qu'à cause de sa densité, de l'atonie du sac lacrymal, de l'engorgement de ses membranes et de celles du canal nasal, et quelquefois à cause de l'étroitesse naturelle de ce conduit : disposition peut-être moins rare que ne le croient la plupart des chirurgiens. Quant au flux palpébral puriforme *aigu*, tel que celui qui provient du transport du virus gonorrhoïque sur les paupières, et ceux de l'ophthalmie contagieuse et de l'ophthalmie des nouveaux-nés ; l'inflammation et le gonflement des paupières sont, dans ces cas, si considérables, que les points lacrymaux fermés et déviés de leur direction naturelle, ne sont plus propres à admettre non - seulement les mucosités puriformes, mais les larmes elles-mêmes qui se répandent incessamment sur les joues, et ne peuvent par conséquent exercer aucune irritation sur la membrane interne du sac lacrymal. En général, on ne se trompe pas en disant qu'il peut y avoir lippitude sans fistule lacrymale, mais jamais, ou bien rarement, fistule lacrymale qui n'ait été précédée de lippitude. Pour se convaincre de cette vérité, il est nécessaire d'observer les phénomènes qui précèdent la maladie dont nous parlons, long-temps avant son invasion. Car, aussitôt que la distension du sac lacrymal commence à se manifester, on confond la maladie des voies lacrymales avec celle des paupières. Et dans une période avancée de la fistule, même après la cessation du flux palpébral, l'affection des voies lacrymales persiste, et l'opération est indispensable.

Au reste, bien qu'on puisse citer quelques cas de fistule lacrymale, guérie par l'opération, au mépris de l'altération des paupières et des glandes de Meïbomius, cela ne suffit pas pour renverser ma théorie sur la fistule lacrymale, et pour rejeter la méthode curative que j'ai proposée contre cette maladie. En effet, on voit quelquefois certaines diathèses disparaître ou changer de place, sans le secours des topiques, par la seule influence des remèdes internes et d'un bon régime. Pour guérir la fistule lacrymale dans son premier degré, Flajani injectait par les points lacrymaux, dans le sac du même nom, une liqueur balsamique de sa composition, liqueur probablement détersive et astringente; il ne pensait pas à corriger la sécrétion morbide des paupières; mais il est infiniment probable que ce liquide, en se répandant entre l'œil et les paupières, contribuait à supprimer le flux palpébral, que je considère comme la cause primitive de la maladie des voies lacrymales. Il reste à savoir si les malades chez lesquels on négligea la sécrétion morbide des paupières, n'éprouvèrent aucune récidive après l'opération.

Pag. 13i, *lig.* 19.

C'est par erreur que, dans une lettre adressée à M. Maunoir, j'ai combattu la méthode proposée par M. Adams contre l'*ectropion*. J'avais cru, sur un extrait de son ouvrage, qu'il prétendait donner une règle générale pour la guérison de cette maladie; mais je me suis convaincu, par la lecture de l'original, qu'il borne l'application de son procédé au cas rare où la simple rescision du bourrelet de la paupière

II. 20

renversée est insuffisante , soit à cause de l'an-
cienneté de l'ectropion, soit à cause du relâchement extraordinaire de la paupière et de
l'allongement du tarse, sur-tout chez les sujets
avancés en âge. Alors, on obtient la guérison
complète, selon M. Adams, en emportant avec
le bourrelet de la membrane interne de la
paupière, une portion de cette paupière elle-
même et du tarse. M. Adams fait une double
incision à la paupière inférieure en forme de
la lettre V, comme dans l'opération du bec-
de-lièvre; puis il réunit les deux lèvres de la
plaie par un point de suture et par l'application de quelques bandelettes agglutinatives.
Le cinquième jour, il ôte les fils, mais il
laisse les bandelettes en place jusqu'à parfaite
guérison.

L'auteur énumère les principaux obstacles
qui peuvent s'opposer au succès de l'opération:
si la perte de substance est trop considérable,
le fil trop tiraillé divise les parties avant la réunion de la plaie; et si les lèvres de celle-ci ne
sont pas dans un contact immédiat, il se forme
tantôt à la partie supérieure et tantôt à l'inférieure, un petit espace qui laisse tomber les
larmes sur la joue. En effet, sur quatre malades
opérés par M. Adams, le second et le troisième
présentaient un petit bâillement à la partie supé-

rieure de la paupière, et chez le quatrième la plaie ne s'était pas réunie dans son angle inférieur, et menaçait de devenir fistuleuse. On ne sera pas étonné que le premier de ces accidents sur-tout, soit assez fréquent, si l'on considère que la substance cartilagineuse du tarse n'est pas aussi prompte à se réunir que les parties musculaires ou tégumenteuses dont se compose le reste de la paupière. Cependant M. Adams nous assure qu'on surmonte ces obstacles, en déterminant avec une scrupuleuse attention la perte de substance à pratiquer, perte qui doit être relative au relâchement de la paupière et à l'allongement du tarse ; en pratiquant la suture non pas immédiatement au-dessous du tarse, mais dans la partie moyenne de la longueur de la plaie ; en maintenant, après la chute des fils, l'application des bandelettes agglutinatives, et en touchant de temps en temps les lèvres de la division, avec la pierre infernale, pour favoriser le développement des bourgeons charnus.

Il est permis de conclure que l'ectropion, produit par un relâchement excessif de la paupière et par l'allongement du tarse, est susceptible d'une entière guérison ; en sorte que des trois formes sous lesquelles se présente cette maladie, il n'y a d'incurable que celle où la perte de substance des téguments, cause primitive de l'ectropion, est tellement considérable, que même

après la soustraction de la fongosité de la paupière, il n'est plus au pouvoir de l'art de donner à cet organe l'étendue nécessaire pour recouvrir le globe de l'œil.

Pag. 191, *lig.* 2.

Quant à l'ophthalmie d'Égypte en général, à
la manière dont cette maladie se répand en Italie
parmi les soldats, aux phénomènes dont elle
s'accompagne, et au traitement le plus convenable, il faut lire la dissertation du docteur
Omodei, dissertation pleine d'une bonne éru-
dition et de préceptes de pratique importants.
L'auteur fait observer que cette maladie contagieuse n'a pas été en Angleterre et en Suisse aussi
funeste que dans certains lieux de l'Italie, et notamment à Ancone, où, par des circonstances
qu'il n'est pas toujours au pouvoir du médecin
de déterminer, la période aiguë fut plus longue
que toute autre. Après la cessation des symptômes
inflammatoires, on eut recours avec avantage aux
collyres astringents répercussifs, tels qu'une dissolution de sulfate de zinc, ou de muriate de
soude dans de l'eau vinaigrée; une légère solution
aqueuse d'acétate de plomb ou de camphre; une
cuillerée à café de suc de limon avec le double
d'*arack* (eau-de-vie de riz) dans quatre cuillerées
d'eau; la pierre divine de Janin avec addition

d'un peu d'acétate de plomb solide ; une dissolution de quelques grains de sublimé corrosif
dans de l'eau ; l'opium en teinture , etc. ; en un
mot, le traitement local est à-peu-près le même
que celui de l'ophthalmie *purulente* des enfants ,
ou celui de l'ophthalmie *gonorrhoïque.*

FIN DU DEUXIÈME ET DERNIER VOLUME.

EXPLICATION DES PLANCHES.

PLANCHE I.

FIGURE I.

a. b. Sac lacrymal.

c. Tendon ou ligament du muscle orbiculaire des paupières.

d. Point lacrymal supérieur.

e. Point lacrymal inférieur.

f. Caroncule lacrymale.

g. Portion du muscle orbiculaire des paupières, qui recouvrait le sac lacrymal, détachée en grande partie du ligament *c*, et renversée.

FIGURE II.

a. Nerf optique sain en apparence.

b. b. La sclérotique.

c. c. La choroïde plus mince que dans l'état naturel.

d. d. Masse fongueuse parsemée de petits vaisseaux sanguins, dégénération de la rétine. Cette masse était adhérente au nerf optique, et flottait dans la chambre postérieure.

FIGURE III.

a. Le nerf optique plus dur qu'à l'ordinaire.

b. Petites glandes lymphatiques en état morbide.

c. Portion de sclérotique.

d. Toutes les cavités de l'œil remplies d'une masse fongueuse, de consistance variée, provenant du nerf optique et de la rétine.

PLANCHE II.

FIGURE I.

Éraillement de la paupière inférieure, occasioné par le raccourcissement de ses téguments, à la suite d'une large cicatrice située peu au-dessous de cette même paupière.

FIGURE II.

État de la paupière inférieure (fig. 1) après l'opération. On voit qu'à raison du grand raccourcissement des téguments, tant du côté de la tempe que du côté du nez, la paupière inférieure n'a pu remonter vers son angle externe aussi bien que vers l'interne. Néanmoins elle embrasse assez bien le globe de l'œil inférieurement, pour empêcher la chute des larmes sur la joue et corriger la difformité.

FIGURE III.

Deux ptérygions de diverse grandeur sur le même œil, pris sur un cadavre.

a. Le ptérygion le plus grand, situé sur le globe de l'œil, du côté du nez.

b. Le plus petit, situé vers la tempe. La ligne droite et la ligne demi-circulaire, tracées sur le ptérygion *a*, indiquent la double direction qu'il faut donner à l'incision qu'on pratique pour extirper cette maladie.

FIGURE IV.

Dissection de la conjonctive de l'œil (fig. III), d'où il résulte clairement que le ptérygion consiste dans un épaississement morbide de la conjonctive qui recouvre la face externe de la cornée.

FIGURE V.

a. Nuage de la cornée.

b. Faisceau de vaisseaux sanguins variqueux de la conjonctive, qui entretiennent et alimentent, pour ainsi dire, le nuage de la cornée.

FIGURE VI.

a. Procidence de l'iris à travers un ulcère de la cornée. On observe dans la même figure le resserrement et le dérangement contre nature de la pupille, et la figure oblongue qu'elle prend dans des circonstances semblables.

FIGURE VII.

État de l'œil (fig. VI) après la guérison de la procidence de l'iris. La pupille reprend en partie sa figure naturelle.

FIGURE VIII.

Concrétion calculeuse de l'intérieur de l'œil.

a. a. La sclérotique renversée.

b. Portion de la choroïde.

c. c. Concrétion calculeuse en forme d'*écuelle* ou de *soucoupe*, qui occupait le fond de l'œil, et précisément la place du corps vitré.

d. d. Autre concrétion calculeuse dans le lieu du corps ciliaire.

e. Entrée du nerf optique dans l'intérieur du bulbe par le centre de la soucoupe calculeuse *c. c.*

f. Corps mou infondibuliforme, qui de la partie postérieure de l'œil s'étendait jusqu'au lieu de la capsule du cristallin.

FIGURE IX.

a. Staphylôme de la sclérotique et de la choroïde, situé dans le fond de l'œil.

FIGURE X.

a. Autre staphylôme de la sclérotique et de la choroïde.

FIGURE XI et XII.

Pupille artificielle.

FIGURE XIII.

Double incision de l'iris pour la formation de la pupille artificielle.

PLANCHE III.

FIGURE I.

Élévateur de la paupière supérieure.

FIGURE II.

.Ciseaux courbes pour la section des téguments des paupières dans la *trichiase*, ou dans les cas d'un relâchement excessif des téguments des paupières.

FIGURE III.

Petits ciseaux très-commodes pour couper quelque portion de l'intérieur des paupières ou de la conjonctive.

FIGURE IV.

Ciseaux courbes sur le dos, communément désignés sous le nom de ciseaux *à cuiller*.

FIGURE V et VI.

Appareil pour cautériser l'os unguis et la membrane pituitaire qui le revêt dans la cavité du nez.

FIGURE VII.

Petit couteau pour inciser la cornée.

FIGURE VIII et IX.

Ciseaux de *Maunoir* pour la formation de la pupille artificielle.

FIGURE X.

Tente de plomb entièrement solide, surmontée d'une
petite lame destinée à comprimer la paroi externe du sac
lacrymal.

FIGURE XI.

Aiguille à pointe recourbée pour la dépression de la cataracte.

La pointe du même instrument vue avec la lentille.

FIGURE XII.

Même aiguille à pointe droite.

FIGURE XIII.

Petit bistouri à tranchant convexe, bon pour exciser les
fongosités de l'intérieur des paupières, et les petites tumeurs
enkystées dont elles peuvent être le siége.

FIGURE XIV.

Stylet, conducteur des larmes.

PLANCHE IV.

FIGURE I.

Couteau dit de Richter.

FIGURE II.

Couteau de Wenzell.

FIGURE III.

Couteau de Beer.

FIGURE IV.

Cystitome du professeur Boyer.

FIGURE V.

Petit crochet des Allemands pour l'opération de la pupille artificielle.

FIGURE VI.

Autre crochet pour la même opération.

a. Petit anneau mobile destiné à rapprocher les deux branches du crochet.

FIGURE VII.

Autre instrument des Allemands pour l'opération de la pupille artificielle.

a. Plaque circulaire mobile, qui entraîne dans ses mouvements la tige *b* et démasque le petit crochet *c*.

FIGURE VIII.

Le même instrument dans l'état de repos.

FIGURE IX.

Canule de M. Dupuytren pour l'opération de la fistule lacrymale.

FIGURE X.

Instrument à l'aide duquel on enfonce cette canule dans le canal nasal.

FIN DE L'EXPLICATION DES PLANCHES.

TABLE DES MATIÈRES

CONTENUES DANS CE VOLUME.

FIN.

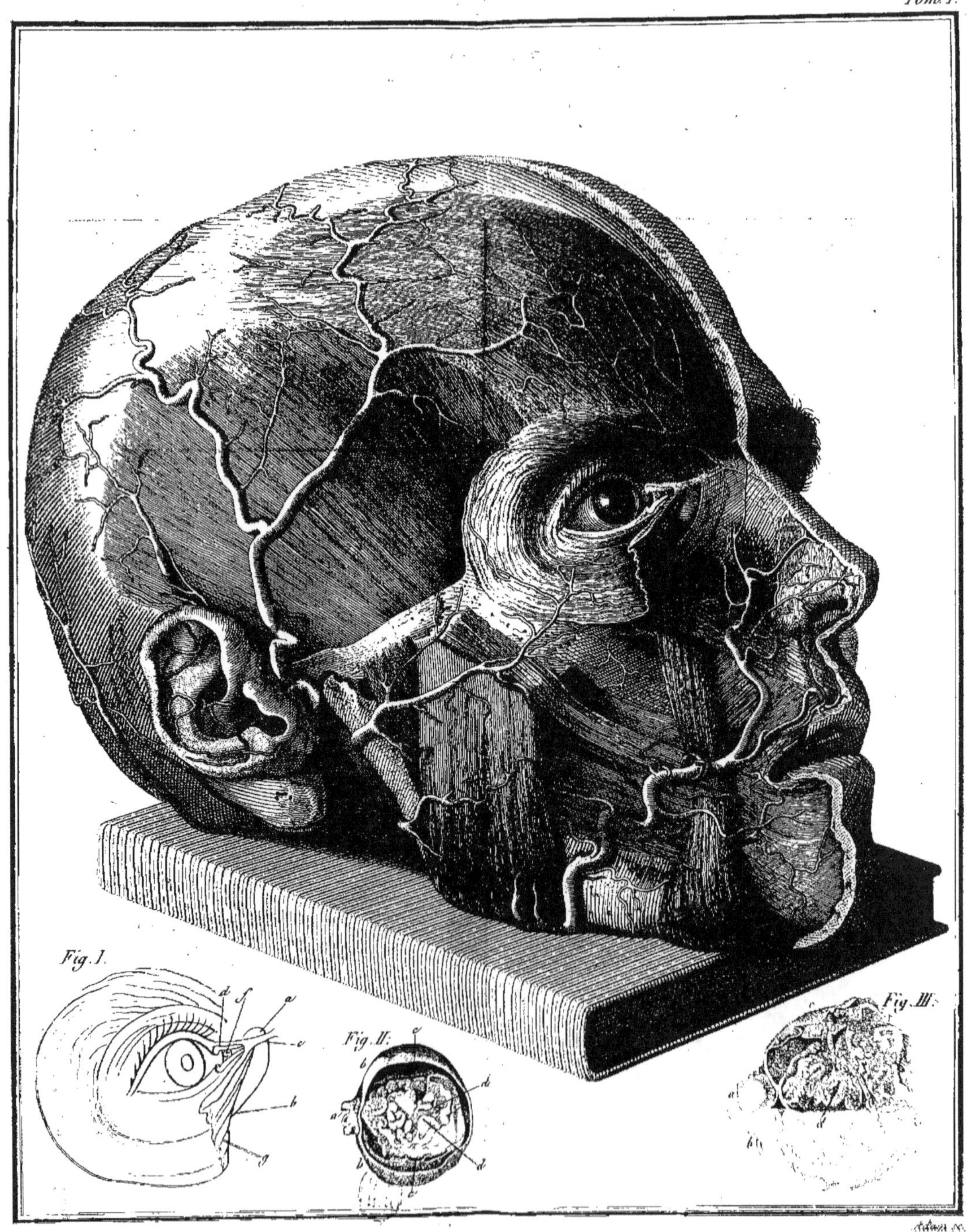
Fig. I.
Fig. II.
Fig. III.

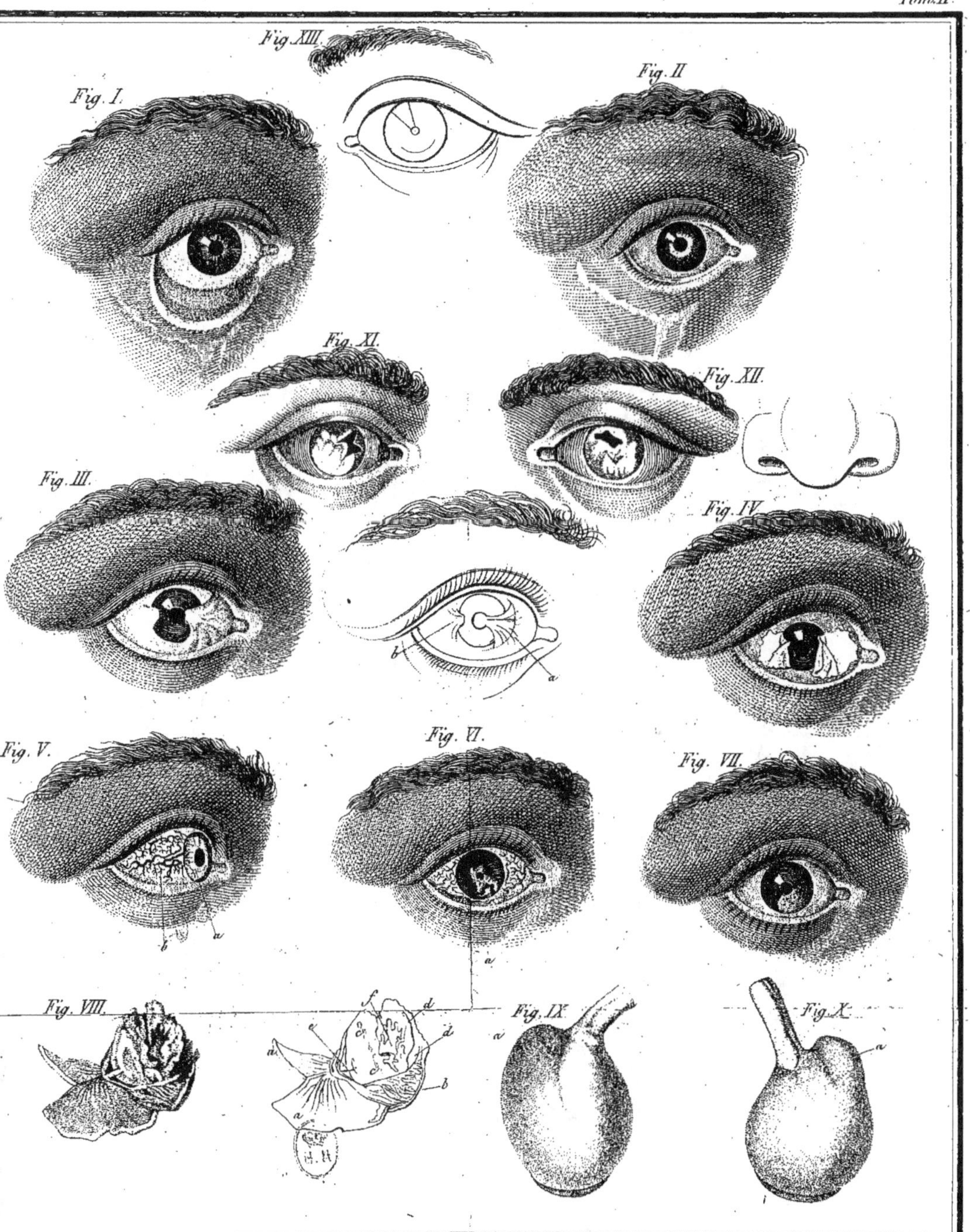

Fig. XIII.
Fig. I.
Fig. II.
Fig. XI.
Fig. XII.
Fig. III.
Fig. IV.
Fig. V.
Fig. VI.
Fig. VII.
Fig. VIII.
Fig. IX.
Fig. X.

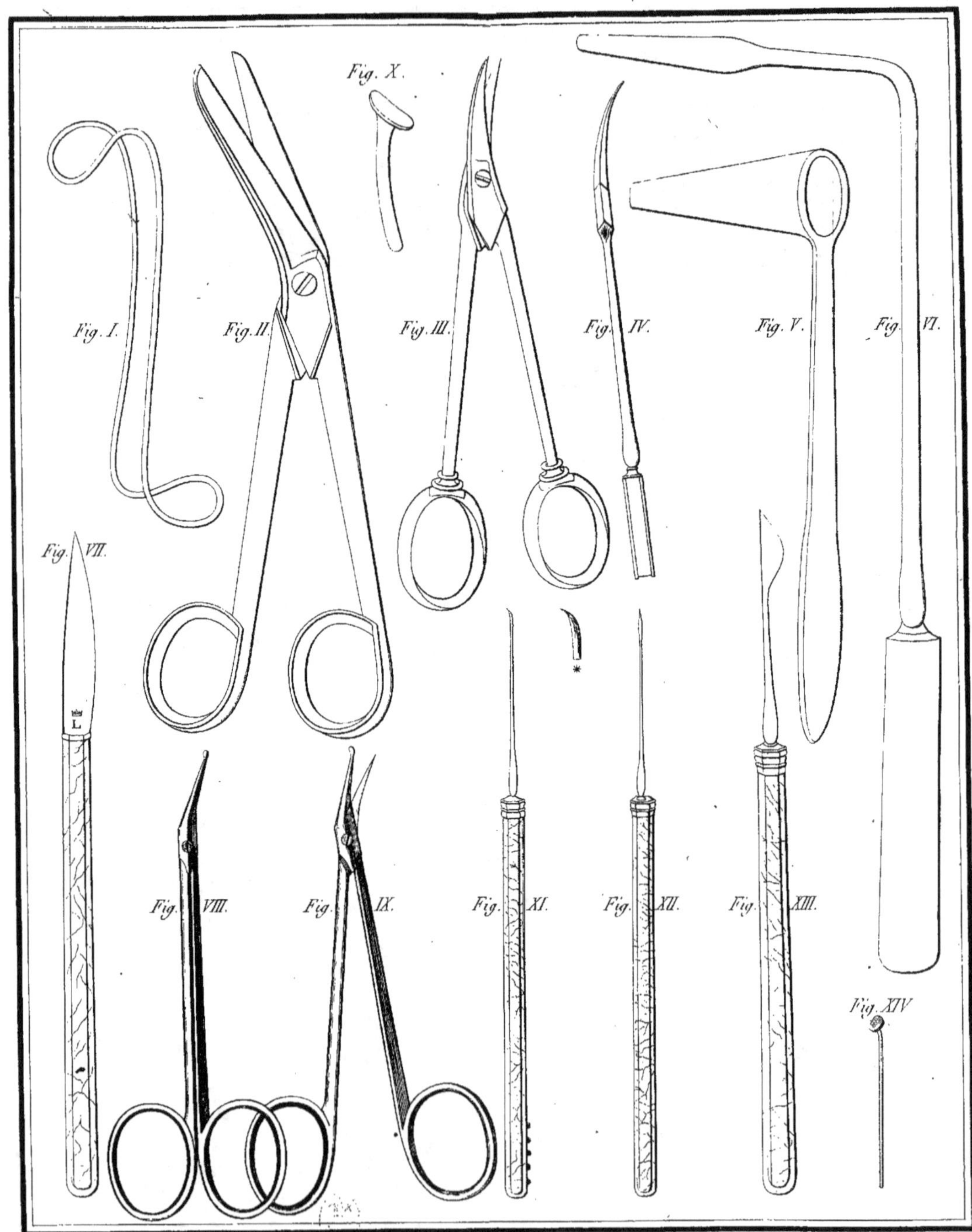

Tom. III.
Fig. X.
Fig. I.
Fig. II.
Fig. III.
Fig. IV.
Fig. V.
Fig. VI.
Fig. VII.
L
Fig. VIII.
Fig. IX.
Fig. XI.
Fig. XII.
Fig. XIII.
Fig. XIV
Adam sc.

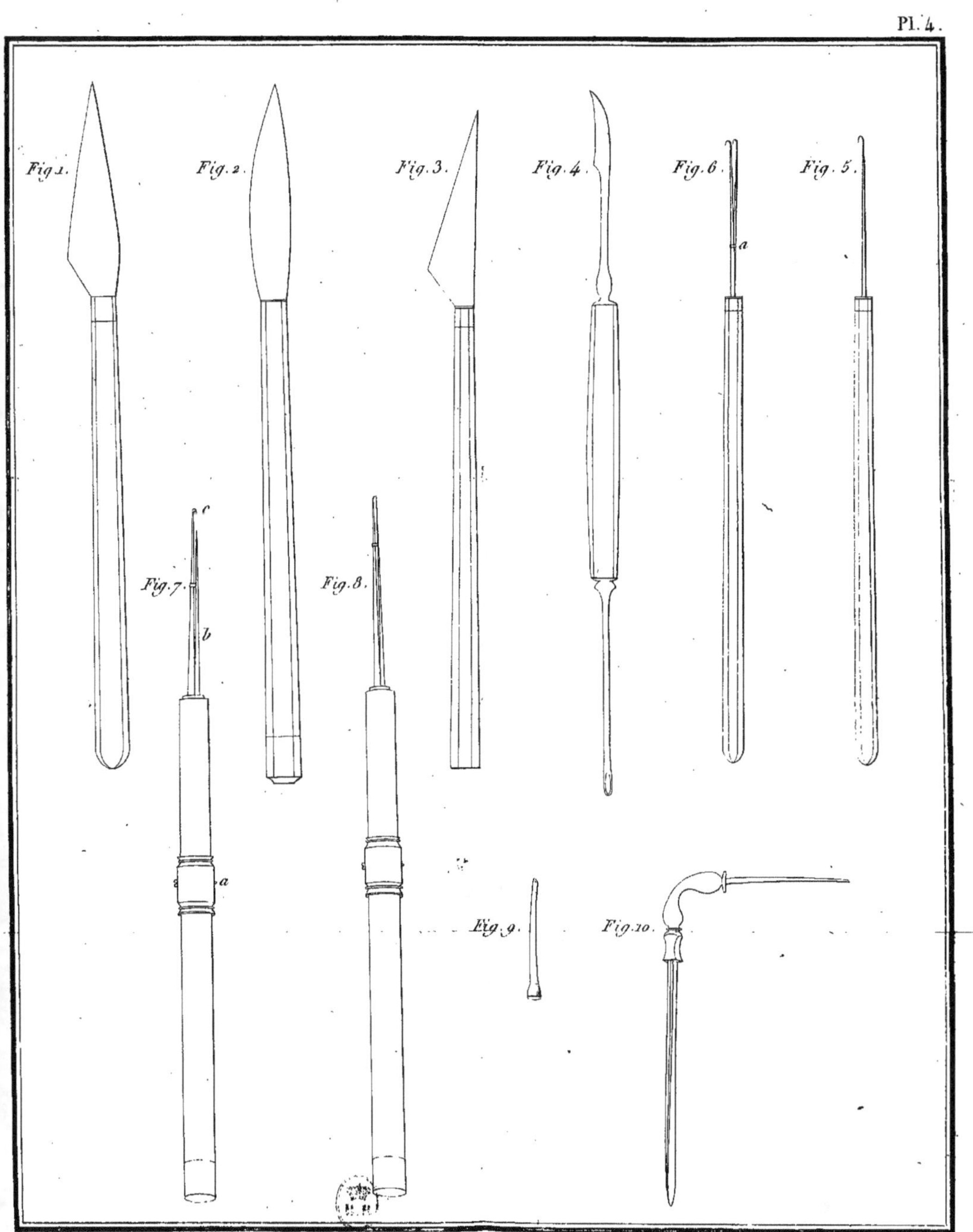

Fig. 1.
Fig. 2.
Fig. 3.
Fig. 4.
Fig. 6.
a
Fig. 5.
Fig. 7.
c
b
Fig. 8.
a
Fig. 9.
Fig. 10.

www.ingramcontent.com/pod-product-compliance
Lightning Source LLC
LaVergne TN
LVHW050358060726
842524LV00002B/402